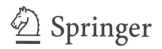

CBT for College Students with ADHD:
A Clinical Guide to ACCESS

对患 ADHD 大学生的
认知行为干预

〔美〕亚瑟 · D. 阿纳斯塔波洛斯（Arthur D. Anastopoulos）

〔美〕约书亚 · M. 朗伯格（Joshua M. Langberg）　　**著**

〔美〕劳拉 · 贝塞克（Laura Besecker）

〔美〕劳拉 · 唐斯 · 埃迪（Laura Downs Eddy）

彭秋怡　**译**

哈尔滨工程大学出版社
Harbin Engineering University Press

黑版贸登字 08-2023-047

First published in English under the title
CBT for College Students with ADHD：A Clinical Guide to ACCESS
by Arthur D. Anastopoulos, Joshua M. Langberg, Laura Besecker and Laura Downs Eddy
Copyright © Springer Nature Switzerland AG, 2020
This edition has been translated and published under licence from
Springer Nature Switzerland AG.
Harbin Engineering University Press is authorized to publish and distribute exclusively the Chinese
(Simplified Characters) language edition. This edition is authorized for sale throughout stored in a
database or retrieval system, without the prior written permission of the publisher.
本书中文简体翻译版授权由哈尔滨工程大学出版社独家出版并仅限在中国大陆地区销售，未经出版者书面许可，不得以任何方式复制或发行本书的任何部分。

图书在版编目(CIP)数据

对患 ADHD 大学生的认知行为干预／彭秋怡译；（美）亚瑟·D.阿纳斯塔波洛斯（Arthur D. Anastopoulos）等著.—哈尔滨：哈尔滨工程大学出版社，2023.11
ISBN 978-7-5661-4144-6

Ⅰ.①对… Ⅱ.①彭… ②亚… Ⅲ.①大学生-多动症-认知-行为疗法 Ⅳ.①R741.05

中国国家版本馆 CIP 数据核字(2023)第 204789 号

对患 ADHD 大学生的认知行为干预
DUIHUAN ADHD DAXUESHENG DE RENZHI XINGWEI GANYU

选题策划　石　岭
责任编辑　张　彦　曹篮心
封面设计　李海波

出版发行　哈尔滨工程大学出版社
社　　址　哈尔滨市南岗区南通大街 145 号
邮政编码　150001
发行电话　0451-82519328
传　　真　0451-82519699
经　　销　新华书店
印　　刷　哈尔滨午阳印刷有限公司
开　　本　787 mm×1 092 mm　1/16
印　　张　18.25
字　　数　264 千字
版　　次　2023 年 11 月第 1 版
印　　次　2023 年 11 月第 1 次印刷
定　　价　98.00 元
http：//www.hrbeupress.com
E-mail：heupress@ hrbeu.edu.cn

序　言

　　患 ADHD(注意缺陷与多动障碍,以下简称"多动症")的大学生通常在学术、个人发展、社交和情感功能方面表现出显著的障碍。许多这样的问题早在大学一年级就显现出来,这使患有多动症的学生面临很大的风险,不仅要花更长的时间才能获得学位,而且还容易导致辍学。由于这些和许多其他原因,患有多动症的大学生需要获得循证治疗和支持服务。不幸的是,很少有针对多动症大学生群体的治疗研究。现有的研究表明,心理社会干预,特别是那些强调认知行为疗法(CBT)的方法,可能非常有帮助。除了解决大学生在大学期间的需求,认知行为治疗项目有很大的潜力为大学生提供技能和知识,帮助他们在离开大学后过渡到新的角色。

　　在过去的 8 年里,我们在北卡罗来纳大学格林斯伯勒分校(UNC格林斯伯勒)和弗吉尼亚联邦大学(VCU)的研究团队一直积极参与程序性研究,为患有多动症的大学生开发一种循证治疗方法。我们的项目(称为 ACCESS 项目,建立校园联系,促进学生成功)是一种认知行为疗法(CBT)干预项目,使用团体治疗和个人指导等方法,为患有多动症的大学生提供必要的知识和技能服务,以改善他们的学业、个人、社交和情感功能。我们的研究结果为 ACCESS 项目的有效性提供了强有力的支持。我们编写这份治疗手册的目的是为那些希望对患有多动症的大学生实施 ACCESS 项目的人提供指导和帮助。

　　第一章提供了关于多动症的重要背景信息、相关治疗研究综述、ACCESS 项目开发的基本原理概述,以及我们所获得的证明其有效性的经验证据的总结。第二章提供了关于实施 ACCESS 项目的一般指导、实施该计划所需的资质、学生特点和日程安排问题、保密问题,以及邀请主讲人提供他们所代表的校园服务信息的建议。第三章至第十一章详细描述了在整个治疗过程中实现 ACCESS 项目的步骤,包括明确说明每次会谈的目标和要讨论的主题、实施计划的基础和细微差别的指导，以及分发给学生的讲义，以帮助他们理解和掌握 AC-CESS 项目针对的信息和技能。

在北卡罗来纳大学格林斯伯勒分校和弗吉尼亚联邦大学，我们在使用 ACCESS 帮助多动症学生应对他们在上大学时面临的许多挑战方面取得了巨大成功。我们的项目受到了校园里服务于同样人群的其他人的好评。我们希望 ACCESS 项目能被那些为患有多动症的大学生提供服务的专业人士使用。正是本着这种精神，我们编写了这本治疗手册，作为那些与我们共同致力于改善多动症患者日常生活的人的指南，并使多动症患者在大学期间不断进步，顺利过渡到大学后的成年期。

美国北卡罗来纳州格林斯伯勒　　　阿瑟·D. 阿纳斯托普洛斯

美国弗吉尼亚州里士满　　　　　　约书亚·M. 朗伯格

美国北卡罗来纳州格林斯伯勒　　　劳拉·亨尼斯·伯斯克

美国北卡罗来纳州格林斯伯勒　　　劳拉·D. 艾迪

致　　谢

　　如果没有许多个人、组织和机构的协助，ACCESS 项目的概念化和发展是不可能实现的。特别感谢克里斯汀·A. 金，她的热情、不懈的努力和临床专业知识帮助 ACCESS 项目从起步发展到今天。我们也非常感谢我们研究团队中的领导、导师、临床评估人员和支持人员所做的巨大贡献，这包括来自北卡罗来纳大学格林斯伯勒分校的艾琳·斯彭斯、凯茜·比尔、蕾切尔·里德、杰西卡·古德曼、索菲·伯克、伊丽莎白·卡特、罗兰·兰森、艾莉森·布雷、莎拉·奥洛克、娜奥米·查特莱、米歇尔·斯图尔特和莉迪亚·乔德雷，以及来自弗吉尼亚联邦大学的劳伦·奥德、梅丽莎·德沃斯基、斯蒂芬·莫里托、伊莉莎维塔·布尔丹、佐伊·史密斯、哈娜·梅·伊德、安妮·赖特、法拉·阿斯兰扎德、努尔·阿尔·格里瓦蒂、罗珊娜·布鲁和娜塔莉·布辰。另外还要感谢凯文·墨菲作为临床顾问的贡献，以及北卡罗来纳大学格林斯伯勒分校的杰夫·拉布班和保罗·西尔维亚提供的数据管理协助和统计专业知识。感谢两校的残疾服务办公室、学生健康服务和咨询中心在整个 ACCESS 项目的开发和测试过程中提供的持续帮助和支持。我们特别感谢教育科学研究所/美国教育部的慷慨资助，没有他们，我们的疗效试验就不可能进行。同样，我们要感谢"大学之星"项目和资助机构，它们支持我们最初创建和发展 ACCESS 项目的努力，包括橡树基金会、葛兰素史克、北卡罗来纳大学格林斯伯勒分校的布莱恩、韦弗、塞玛拉、坦嫩鲍姆·斯坦恩伯格和米歇尔家族基金会。最后，想对所有参与 ACCESS 项目的学生表示，能够为你们服务是一种荣幸——我们非常感谢你们在开发这个项目时给予的帮助，这个项目现在可以用来帮助其他患有多动症的大学生了。

序

20世纪90年代初,我开始从事心理学研究,那时心理学的书籍少之又少。现在,心理学的书籍几乎汗牛充栋、数不胜数了。但是,提供具体实践指导、有详细操作过程的书籍并不多,而这样的书籍更被大家需要。本书满足了这一要求,能够为治疗大学生多动症的心理咨询师提供有力的帮助。说来也巧,看到这本书的时候,我正在给一名患多动症的大学生进行心理咨询,通过借鉴书中的理论和技能,取得了理想的结果。就我个人体验来说,书中的理念和技巧确实有效。

在一般人的印象中,多动症似乎是未成年人的心理障碍,而实际上成年人中也有许多多动症患者,大学生就是这样的群体。患有多动症的大学生在学业、人际关系、恋爱、金钱管理等方面都存在着一定困难,急需一定的帮助。本书提出了治疗大学生多动症的ACCESS项目(建立校园联系,促进学生成功),这是基于认知行为疗法(CBT)的一套疗法,其治疗过程为一学年,连续两个学期。第一学期是积极治疗阶段,包括8次团体会谈和8~10次个体会谈;第二学期是维持阶段,包括一次加强团体会谈和6次以内的个体会谈。两个学期的会谈都在解决患有多动症的大学生在听课、考试、生活管理、人际关系、未来发展等方面遇到的问题。整个治疗过程渐次展开,逐步深入,具有很好的层次性和系统性。尤为可贵的是,本书作者通过实验的方法,建立了实验组和对照组,对该心理疗法进行了严格的实证,具有可靠的信度和效度。

作为一名心理学教授,我一直在高校讲授认知行为疗法,而本书中的认知行为疗法别具一格,提出了改变不适应思维的六框法(情境、自动思维、情绪/行为、另类的想法、对另类想法的信任程度、新的情绪/行为),更加简练实用,易于操作。

另外,本书作者也指出,这套治疗大学生多动症的方法并不适用于儿童。患有多动症的儿童更适用于以家庭为基础和以父母为中心的行为疗法、学校干预和暑期治疗项目,以及多模式治疗。这也表现出作者的严谨态度和科学精神。

　　本书的译者彭秋怡是一位年轻有为的心理学专业人士,美国佩珀代因大学的心理学硕士。她经过努力,将这本有价值的书籍进行了翻译,为国内患有多动症的大学生的治疗提供了一种有效方法。

　　总之,这是一本非常实用的书籍,希望更多的心理学专业工作者能够利用该书的理论和技能,提升心理咨询的效果,为患有多动症的大学生带来更多的福音。

孔德生

2023 年 8 月 26 日

译者序

多动症作为在儿童中较为常见的一种心理障碍,已经为心理从业者们所熟知,并能够予以积极的干预。然而,有相当一部分儿童多动症患者随着年龄的增长,逐渐演变为成人多动症。而由于大多数成年患者的多动症症状不明显,导致这类患者遭受的困扰在一定程度上被忽视,直到症状引发了生活、工作或学习上的危机,才会有治疗的介入。大学生作为刚从青春期过渡到成年期的群体,存在着高强度的社交和学业需求,多动症症状无疑会对这些还在努力适应大学生活的学生制造很多困难。而针对多动症大学生群体的治疗研究的匮乏加剧了这类患者在大学期间的痛苦和困扰。

幸运的是,北卡罗来纳大学格林斯伯勒分校和弗吉尼亚联邦大学的研究团队开发出的 ACCESS(建立校园联系,促进学生成功)治疗项目填补了这一空白。他们通过进行系统而有条理的团体会谈和个人指导会谈,为在校的多动症大学生们提供了有效的多动症知识补充、应对技能培训,以及同伴间的交流和支持,同时也整合了校园里可用的服务资源,最大限度地为多动症大学生们提供帮助。

作为一本优秀的治疗指导手册,作者详细而直观地描述了整个治疗项目的步骤和内容,同时也提供了在每次会谈中使用的讲义。对于高校心理工作者来说,这本指南不仅提供了技术上的指导,更呈现了一个完整而科学的干预框架,让从业者们清晰而有条理地工作,知道自己每一步都在做什么,从而更有效地帮助患有多动症的大学生们提高对这种障碍的认知、学会如何应对、获得未来独立工作的能力。

翻译这本书的过程是艰辛的,但也充满了收获和惊喜。这本指南不仅为高校心理工作者们提供了可靠的辅助工具,更为因无法适应大学中的社交、学习和生活而苦苦挣扎的大学生们撑开了一张坚实的安全网,在对大学生心理健康越发重视的今天尤为重要。

感谢哈尔滨工程大学心理学博士孔德生教授主审并为本书作序,感谢哈尔滨工程大学出版社石岭编辑为本书原著的引进和译著的出版所做出的努力,感谢我的父母在本书翻译过程中给予的支持。

由于译者的学识有限,书中还存在不少疏漏甚至错误,恳请广大读者给予批评和指导。最后,非常期待读者可以像我一样喜欢和欣赏这本书!

彭秋怡

2023 年 8 月 26 日

目　　录

第一章 大学新生的多动症

注意缺陷多动症①（美国精神医学会，American Psychiatric Association，APA）是一种精神健康状况，其特征是注意力不集中、冲动和多动的发育异常水平，首次出现在儿童时期，持续一生，并对日常生活功能的许多方面造成严重损害。尽管已经有很多研究关于多动症对幼儿、青少年和成人的影响的文章（Barkley，2015），但受关注相对较少的是处于过渡中的 18~25 岁个体临床表现（Arnett，2007）。然而，最近不少人对多动症人群中这一亚群体的研究和临床兴趣激增，主要集中在处于大学时期的个体（Green and Rabiner，2012；Prevatt，2016；Weyandt and DuPaul，2012）。

因为最新的多动症知识是成功地临床管理这种疾病的关键之一，本章从对多动症的概述开始，讨论其临床表现，评估问题和共病。接着是对已发表的研究的回顾，这些研究检验了各种治疗方法对患有多动症的大学生的治疗效果。本章的其余部分集中在 ACCESS 项目（建立校园联系，促进学生成功），阐述我们开发它的基本原理、试点测试和改进它所采取的迭代步骤，详细描述该项目的主要治疗组成部分，并对我们研究团队生成的证明其有效性的研究结果进行简要总结。

第一节　多动症概述

注意力缺陷多动障碍是一种神经发育障碍，其症状最初出现在

---

① 译者注：ADHD，Attention-Deficit Hyperactivity Disorder，以下简称"多动症"。

儿童时期（APA，2013）。两个主要的症状类别分别为注意力不集中和过度活跃——冲动，包括诸如健忘、难以保持注意力、条理和组织上的困难、烦躁不安、过度讲话和打断他人等行为。

尽管任何人都有可能偶尔表现出这些行为，但患有多动症的人会表现得更频繁，其程度超出了与同年龄和同性别的人相对的合理预期（APA，2013）。多动症的出现反映了一种基于大脑自我调节能力的总体缺陷，导致了患者日常生活中的一系列问题（Barkley，2015）。通常，多动症患者还会面临执行功能的问题，这涉及计划、组织和监督自己的行为以实现目标的能力（Barkley&Murphy，2011；关于这个话题的深入讨论，请参见 Solanto，2015）。

一、流行病学

患病率估计表明，3.5%~7%的儿童符合多动症的诊断标准（Polanczyk，Salum，Sugaya，Caye and Rohde，2015；Thomas，Sanders，Doust，Beller and Glasziou，2015；Willcutt，2012）。据估计，尽管患病率略低（2.8%~5%；Fayyad et al.，2017；Kessler et al.，2006；Matte et al.，2015），65%患有多动症的儿童和青少年在成年后仍然符合多动症的全部诊断标准（Barkley，Murphy and Fischer，2008）。与这些发现一致的是，大学生中多动症的患病率估计在5%~8%之间（Eagan et al，2014；Wolf，Simkowitz and Carlson，2009）。在大学校园中，使用残障设施的学生中，多动症患者也占很大比例（DuPaul，Weyandt，O'dell and V arejao，2009）。

二、功能障碍

多动症可能造成的损害无论是对学生，还是对关注毕业率和留级问题的机构都是一个严重的问题。与同龄人相比，患有多动症的大学生的平均绩点明显较低（GPA；Dupaul et al.，2018；Gormley，DuPaul，Weyandt and Anastopoulos，2016），并且更有可能会逃课（DuPaul et al.，2018），并有更高的辍学风险（Barkley et al.，2008；DuPaul，2018；Hechtman，2017）。即使患多动症的学生能够成功留在大学，与没有患多动症的大学生相比,他们完成学位的时间也往往更长(Hechtman,2017)。此外,患有多动症的大学生所经历的困难并不仅限于学业。具有额外临床意义的是,患有多动症的大学生出现并发心理健康问题的风险更高,包括抑郁症和焦虑症(Anastopoulos et al.,2018a),以及萌生自杀想法和自杀企图的经历(Eddy,Eadeh,Breaux and Langberg,2019)。多动症症状较严重的学生也自述在与他人的关系中遇到了更多的问题(Sacchetti and Lefler,2017),如在处理冲突上存在困难(McKee,2017)和不良的人际关系(Bruner,Kuryluk and Whitton,2015)。在患有多动症的儿童和成人中,情绪调节能力缺陷的发生率更高,并且这一群体与更多的心理社会因素相关(Anastopoulos et al,2011;Surman et al,2013)。尽管在一般的大学生群体中,药物使用的比率很高(O'malley and Johnston,2002),患有多动症的大学生甚至比同龄人更有可能滥用药物(Baker,Prevatt and Proctor,2012;Rooney,Chronis-Tuscano and Yoon,2012)。基于上述情况,患有多动症的大学生的总体生活质量低于同龄人(Pinho,Manz,DuPaul,Anastopoulos and Weyandt,2019)也就不足为奇了。

三、概念的理解

事实上,自我调节的缺陷是多动症患者的固有问题,这有助于解释为什么患有这种疾病的青年与他们的大学同龄人相比,特别容易陷入困境(Fleming and McMahon,2012)。这一解释部分源于对在这一发展时期汇聚的生活环境的"完美风暴"的考虑(Anastopoulos and King,2015)。对任何一个人来说,上大学对自我调节能力的需求都有所增加,比在高中时需要承担更多的责任,通常包括学术、个人、社会、健康和财务问题。例如学生进入大学校园的第一学期需要按时上课,成功地管理和优先安排每门课的多项学术任务,同时管理好生活费、洗衣服、负责自己的饮食,并结交新朋友。对于许多大学生来说,这是他们第一次在没有得到父母立即支持的情况下承担这么大的责任,这种调整可能是相当具有挑战性的。对于患有多动症的学生来说,因为多动症患者固有的自我调节能力缺陷,这种挑战会更大。更复杂的问题是,随着对自我调节能力需求的增加,来自父母的支持、学业上的调整和其他类型的多动症治疗经常有所减少。

四、小结

尽管许多患有多动症的学生在高中时期表现良好,被大学录取,但他们在大学时期经历教育和心理社会困难的风险却在增加。他们自我调节能力的缺陷和大学时期自我调节需求的增加之间的不匹配为这些困难的发生埋下了隐患。随着父母的支持和其他多动症治疗的减少,这类问题会加剧。由于目前有大量的多动症患者正在上大学,而且人数还在继续增长(Wolf et al.,2009),因此,非常需要针对这一人群制定基于证据的干预措施。

第二节 评估的问题

一、多动症的诊断

虽然提供治疗服务的专业人员可能没有必要负责进行多动症的初始评估,但对他们来说,熟悉这个过程是很重要的。了解评估过程可以让他们与学生分享这一信息,从而帮助学生了解更多关于多动症的评估服务。

成人多动症的"黄金标准"评估包括使用多种方法、从多方面收集信息(参见 Ramsay,2015 年关于成人多动症评估的全面讨论)。临床医生进行评估的目的是通过临床访谈、评分量表和可用的记录(如先前的评估报告)收集有关多动症的症状、共病和功能损伤的数据。临床医生还应尽可能多地从其他信息提供者那里收集信息,如父母、重要他人甚至室友,因为通过自我报告和他人报告收集信息的组合已被证明可以更准确地检测多动症,并避免假阳性诊断(Sibley et al,2012)。

临床评估数据的数量和类型需要足够充分,以彻底和准确地提出列在《精神障碍诊断和统计手册》第五版(DSM-5;美国心理学协会,2013)中的用于诊断多动症的五个主要标准。一个特别重要的标准是当前是否存在与多动症症状相关的功能障碍。DSM-5还要求9个注意力不集中症状中的至少5个或9个多动症症状中的5个频繁出现,这些症状明显偏离了发展预期。虽然使用统计法来识别多动症并不罕见,但研究结果明确表明,评估损伤和症状是必要的,因为存在一种并不一定保证存在另一种(DuPaul, Reid, Anastopoulos and Power, 2014; Gathje, Lewandowski and Gordon, 2008; Gordon et al., 2006)。另一个同样重要的DSM-5要求是,在确定多动症的诊断之前,必须排除其他心理问题和病理状况的存在。因此,应该定期收集可观察到的其他信息。为了做出正式的诊断,DSM-5还需要明确的证据证明多动症症状出现在2个或更多的环境中,并且这些症状首次出现在12岁之前。

当怀疑存在两种或两种以上不良精神健康状况时,评估通常会更加困难。为了帮助进行鉴别诊断,需要考虑多动症症状和其他症状最初出现的年龄。多动症症状通常在儿童时期首次出现,而抑郁和焦虑障碍,则通常发生在青春期(Kessler, Petukhova, Sampson, Zaslavsky and Wittchen, 2012)。因此,通过检查多动症和共病首次出现的时间线,就有可能做出更清晰的诊断。例如,在诸多证据表明多动症在临床显著抑郁或焦虑问题出现前几年就已经发生了的情况下,这将成为支持多动症诊断的证据。除了时间问题外,考虑症状是偶发性还是慢性也有助于进行鉴别诊断。在这一点上,与多动症症状相比,抑郁的症状在明显的抑郁发作期间最为普遍和严重。因此,对于一名只在抑郁期间难以集中注意力的大学生来说,我们不会将这些症状归因于多动症。相反,如果无论抑郁是否存在,注意力都存在问题,就可能会为多动症提供依据。

二、共病

在确定了其他精神健康状况不能更好地解释多动症症状和障碍的出现之后,有必要考虑除了多动症之外是否还存在其他精神障碍。

与多动症相结合,共病会加剧个体心理社会困难的整体严重性,因此也应该作为整体临床管理计划的一部分加以处理。其他心理健康问题通常与多动症同时出现在患者的一生中(Pliszka,2015),青年时期也不例外。在最近一项针对大学一年级学生的研究中,55%的多动症患者还被诊断出患有另一种心理健康疾病,最常见的是抑郁症或广泛性焦虑症(Anastopoulos et al.,2018a)。因此,对多动症的综合评估应该例行包括对共病的评估。

三、其他的评估考虑

由于年龄和大学环境的特殊性,患有多动症的大学生是一个独特的群体。作为向大学过渡的一部分,学生们通常第一次搬出父母的家,他们获得的支持会比在高中时少很多。大学生还必须平衡长期的职业规划,选择专业,达到日常的课程要求。更重要的是,大学生的课程表通常是不规律的(例如有时有课,有时无课,每天上课的时间也可能不一样),工作量也不一样(例如学期初任务量轻,期末重)。这种不规律性对多动症患者来说尤其具有挑战性,因为它要求学生适应不断变化的日常生活,并扰乱了用于控制症状的应对技术,比如始终如一的日常生活。因此,大学环境可能会加剧或使多动症症状更难以控制。有时,多动症的症状在青春期出现并处在亚临床阶段,在大学阶段进入临床范围,部分原因是环境的影响。因此,在大学期间第一次被诊断出多动症并不罕见。

临床医生在评估大学生的多动症时也应该注意,对这一人群的评估主要依赖于学生自己提供的信息。这和通常用于诊断儿童或青少年多动症的评估过程有所不同,该过程主要依赖于他人(如父母、老师)提供的信息。这种从依赖于他人报告的评估方法到依赖于自我报告的转变,也有助于解释为什么有些患有多动症的人在成年后才第一次受到临床关注。在儿童和青少年时期,当孩子表现出明显且可观察的行为,并对周围环境造成足够的破坏时,父母和老师通常会劝导孩子去进行多动症的评估。成年后,人们可能会因为关注多动症的症状而寻求评估和治疗,这些症状主要是内在的,别人很难观察到,比如烦躁不安和注意力分散。

另一个重要的评估问题是需要有病史信息,可以准确记录多动症患者从童年到现在的发病、过程和相关损伤。青年往往无法提供可靠的信息,因此突出了从父母获得信息的重要性。尽管大多数患有多动症的大学生都愿意接受父母的介入,但要做到这一点可能会遇到很多阻碍。例如患有多动症的大学生经常不住在家里,因此,从家长那里收集评分量表信息可能比较困难。由于各种原因,一些大学生可能不愿意让他们的父母参与评估过程,或者他们的父母可能已经过世了。在没有父母参与的情况下,从哥哥、姐姐或其他认识他的人那里获得信息也是可行的。从配偶、伴侣、密友或室友那里获取信息也会非常有帮助,除了从个人报告中获得信息外,还可以从个人的当前功能角度获得信息。

四、小结

准确识别多动症及其共发特征是选择和实施适当循证治疗的第一步。多方法、多信息提供者评估法非常适合收集临床评估数据,用于确定是否满足了多动症的所有 DSM-5 诊断标准。由于患者的年龄和大学环境的特殊性,对其进行多动症的评估存在一些挑战,需要充分考虑这种特殊性,以确保诊断的准确性。

第三节 治 疗

一、残障设施和药物治疗

在许多大学校园里,残疾服务是多动症学生获得帮助的主要形式,最常见的形式是延长考试时间和增设辅助设施(Wolf et al,2009)。不幸的是,许多大学生不愿意选择这样的服务(Fleming and McMahon,2012)。另一个值得关注的问题是,当单独使用时,此类设施所产生的长期效益似乎是最小的(e. g.,Lewandowski,Gathje,Lovett and Gordon,2013；Miller，Lewandowski and Antshel，2015；Pariseau，Fabiano，Massetti，Hart and Pelham，2010)，并没有解决并发的困难，如执行功能缺陷(Antshel，Hier and Barkley，2014；Dvorsky and Langberg，2014)和情绪困扰(Anastopoulos et al,2018a)。

虽然部分药物治疗已被证明对儿童和成人有效且相对安全(Barkley,2015；Faraone and Glatt,2010)，但它们在青年中的应用还没有得到充分的研究。到目前为止，只有一项得到良好控制的兴奋剂药物试验是专门针对大学生的(DuPaul et al.,2012)。本研究结果表明，利斯地氨非他明二磺酸(如Vyvanse)显著减轻了多动症症状并改善了执行功能。尽管这些发现很有前景，但有必要进行更多的药物试验，以解决这些药物的有效性和安全性问题，以及对大学校园中误用、滥用风险的担忧(Benson，Flory，Humphreys and Lee，2015；Kaye and Darke,2012；Rabiner et al,2009)。未来的临床试验研究人员还应该考虑到大学环境的特殊性，以及这种环境会对开药造成何种影响。在这一点上，尽管大多数医生通常建议每天在同一时间服药，但这种治疗计划可能不太现实，因为大学生可能并不是每天都上课，他们每天上课的时间也可能不同，在学期的不同时间段也有不同的学习需求(例如期末考试周)。此外，因为他们的主治医生可能在远离校园的地方，大学生经常面临着继续服药和改变剂量的困难。总之，对于患有多动症的大学生使用药物的最佳方案和处方，还有许多值得去研究的地方。

二、心理社会干预

尽管残障设施和药物一直是治疗大学生多动症的主要方式，但它们在这一人群中的应用效果还没有得到很好的检验。更值得关注的是，这些治疗方法并不能充分地解决患有这种疾病的大学生所表现出的广泛的共病和功能障碍。这些也不足以明确表明我们需要其他的治疗方案。

针对这种情况，最近有少量但数量有逐渐增加趋势的研究调查了使用心理社会干预治疗大学生多动症的基本情况(参见He and

Antshel，2016 年的综述）。一项研究调查了一种利用目标设置、组织和时间管理的训练方法（Field，Parker，Sawilowsky and roland，2013；Prevatt and Yelland，2015；Swartz，Prevatt and Proctor，2005）。其他研究小组已经测试了使用认知行为疗法（CBT；Eddy，Canu，Broman-Fulks and Michael，2015；LaCount，Hartung，Shelton，Clapp，2015）、辩证行为疗法（DBT，Fleming，McMahon，Moran，Peterson and Dreessen，2015）、正念认知疗法（Gu，Xu and Zhu，2018）、自我监控（Scheithauer and Kelley，2017），以及组织、时间管理和计划（OTMP）、技能培训（LaCount，Hartung，Shelton and Stevens，2018）等方法的效果。

这些最初的心理社会调查发现，原发性多动症症状的显著改善最常与注意力不集中症状的减轻有关（Eddy et al.，2015；Gu et al.，2018；Fleming et al.，2015；LaCount et al.，2015；LaCount et al.，2018）。在患者的自我报告中，执行功能也得到了改善（Fleming et al.，2015）。尽管没有进行常规评估，但也已经通过患者的自我报告发现了学习策略和教育功能方面的进步（LaCount et al.，2015；LaCount et al.，2018；Prevatt and Yelland，2015）。值得注意的是，GPA 的相应增长并没有得到可靠的证明（Fleming et al.，2015；Gu et al.，2018；LaCount et al.，2018）。同样，一些研究（Gu er al.，2018）也显示了抑郁和焦虑症状水平的降低，但并非所有研究都显示了这一结果（Fleming et al.，2015）。

三、心理社会治疗文献评论

这些新兴文献的研究结果为心理社会干预在大学生多动症的整体临床管理中最终发挥的作用提供了很大的希望和保证。然而，与此同时，我们也有必要承认现有研究的结果是不一致的，这限制了关于疗效的结论。由于该领域一直缺乏程序性的研究，许多不一致的发现可能是不同研究的方法和概念差异导致的（He and Antshel，2016）。例如在鉴别多动症的严格程度和治疗共病的程度上的交叉研究差异。关于治疗的基础概念（如 CBT、DBT、OTMP），其他交叉研究的差异也很明显，这可能会影响治疗的目标。例如 DBT 和正念认知疗法通常不强调在大学环境中取得成功所需的具体学术技能,如计划时间表、有效学习或管理长期项目。相反,这种干预方法专注于组织和时间管理技能的干预措施,以及对方法的训练,但可能不足以解决与抑郁和焦虑相关的常见困扰(例如适应不良的思想和信念)。这些类型的心理健康问题在患有多动症的大学一年级学生身上的发生率高达55%(Anastopoulos et al.,2018a),通常伴随着显著的损伤,包括较低的毕业率(Salzer,2012)。此外,如果不及时干预,它们可能会干扰传统多动症治疗的效果。

在大多数报告的心理社会治疗研究中,原则上都是短程治疗(即在1~3个月中进行3~10个疗程),这与现在备受推崇的观点背道而驰,即多动症的治疗必须要更频繁、持续更长的时间才能对患者产生持久的影响(Smith,Barkley and Shapiro,2006)。与此相关的是,上述研究中只有一项在治疗结束3个月后进行了随访结果评估(Fleming et al.,2015)。因此,在完成参与心理社会治疗后,关于治疗成果的持久性,仍有很多有待了解的部分。最后,上述干预措施都没有侧重于获取外部支持和资源,例如,残疾办公室、咨询中心、学生保健服务,这些资源在大学校园中很容易获取,可以与心理社会干预措施一起使用。

四、小结

虽然残障设施和兴奋剂药物通常被用于治疗大学生多动症,但其使用的实证支持却很少。出于这个原因,同时也因为这些治疗方法并不能解决患有多动症的大学生经常表现出的许多共病和功能障碍,最近有大量研究致力于开发心理社会治疗方法来填补这一空白。这些调查的初步结果是有前景的,但由于概念上的差异、方法上的限制,以及针对这一主题的研究缺乏规划,目前还无法得出许多关于这些心理社会治疗方法有效性的明确结论。而ACCESS干预是一个例外,它是系统开发的,弥补了以前治疗方案中的许多不足。

第四节 ACCESS 项目

一、发展 ACCESS 项目的动力

对患有多动症的大学生进行循证干预的需求最初通过临床服务引起了我们的注意。从 2008 年开始,北卡罗来纳大学格林斯伯勒分校的多动症诊所发现,对大学生进行多动症评估的转诊需求稳步增加。虽然有些转诊是由学生自发的,但绝大多数来自残疾服务办公室、学生健康服务中心和咨询中心。在提供辅助设施、药物和咨询之前,所有这些机构都需要学生当前多动症状态的病历。通过进行这种全面诊断评估的持续过程,我们感受到了这些青年在大学里所经历的痛苦和困扰。特别值得注意的是三个重要的观察结果。对于相当一部分学生来说,他们的临床表现很少局限于多动症,并发的抑郁症、焦虑症和其他精神健康问题相当常见。他们临床表现的另一个显著特征是多动症症状的普遍症状,不仅干扰了他们的学业功能,也干扰了他们的个人、社会、情感和工作功能。尽管这些学生中的许多人得到了残疾设施和其他校园支持服务,但他们仍在受多动症的困扰。总的来说,这些观察表明,我们需要更多的手段来满足多动症大学生的临床需求。

为了解决这个问题,我们首先用研究文献作为指导。与当时的文献综述结果一致(DuPaul and Weyandt,2009;Green and Rabiner,2012),除了关于使用指导的有限研究结果外,我们的收获甚少(Reaser,Prevatt,Petscher and Proctor,2007;Swartz et al.,2005)。然后,我们将注意力转移到成人多动症的文献中,并确定了两种具有疗效的心理社会治疗方法(Safren,Perlman,Sprich and Otto,2005;Solanto,2011)。这两种方法都强调使用 CBT 疗法,包括关于多动症的心理教育、行为策略和认知治疗技术。在 Safren 方案(Safren et al.,2005)中,治疗是单独进行的,而在 Solanto(2011)方案中,治疗采用了小组

形式。尽管这两种方法看起来都很有前景,但都没有在多动症大学生群体的背景下进行过经验评估。

二、大学 STAR 项目

在 2011 年春天,我们非常幸运地成为大学 STAR(为过渡、评估和阻滞提供支持)项目的成员,这是北卡罗来纳大学的一个系统项目,用于满足在学习上遇到困难的大学生的需求。从 2011 年到 2014 年,在我们参与的过程中,共有三个北卡罗来纳大学校区组成了 College STAR,包括作为领头机构的东卡罗莱纳大学和阿巴拉契亚州立大学。当时的项目资金是由橡树基金会、葛兰素史克基金会和几个北卡罗来纳州格林斯博罗私人基金会支持提供的,包括布莱恩基金会、韦弗基金会、Cemala 基金会、Tannenbaum Sternberger 基金会和米歇尔家庭基金会。

在这三个大学 STAR 校区中,我们的工作方向是进行能力开发和提供学生支持,以满足有多动症、学习障碍和执行功能障碍的大学生的需求。北卡罗来纳大学格林斯伯勒分校的研究团队负责开发学生支持部分,这就是 ACCESS 最初的理念、开发和试点测试的过程。

尽管 Safren(Safren et al., 2005)和 Solanto(2011)项目中的许多要素很有吸引力,但我们尚不确定它们现在的版本是否能够应用到正在上大学的多动症学生身上,因为这类群体的发展需求与这些方法所适用的成年人截然不同。在 2011 年夏天,我们投入了大量的时间和精力来将这些方法改编成更适合发展的版本。基于对这些成人 CBT 项目的分析,我们认为在 ACCESS 中包括发展适当的多动症心理教育、行为策略和认知治疗技能是很重要的。在个人模式(Safren et al., 2005)和群体模式(Solanto, 2011)之间,我们将这两种模式都进行了应用。研究表明,多动症的治疗必须持续较长时间才能产生持久的影响(Smith et al., 2006),因此,我们决定增加 ACCESS 的长度,超过大多数治疗典型的 8~12 周。我们,设想了一个初始的积极治疗阶段,在此期间将提供强化治疗,然后是一个逐步退出治疗的维持阶段。

虽然我们了解 ACCESS 项目的一般参数,但对它会如何发展的确切细节并不清楚。我们最初规划的是 6~10 周的积极治疗阶段,以及 1~3 个学期的维持阶段。在 2011—2014 年 College STAR 项目期间,我们实施并评估了这些规划,以及许多其他治疗方法的细节。回顾和完善我们的治疗方法的迭代过程让我们能够优化 ACCESS,使其适用于当前对多动症大学生人群的治疗。

三、ACCESS 项目的描述

ACCESS 项目包含了经验支持的成人 CBT 的要素(Safren et al.,2005;Solanto,2011),适应了大学期间患有多动症的青年人的发展需求。如表 1.1,ACCESS 时间线所示,ACCESS 项目横跨两个连续的学期,第一学期是为期 8 周的密集活动阶段,接下来的第二学期是频率较低的维持阶段,在这个阶段治疗次数逐渐减少。在每一个学期里,治疗都以小组和个人指导的形式进行。干预的活动阶段包括 8 次小组会谈,每次 90 分钟。与这些小组会谈同时进行的是每周的个人指导会谈,每次大约 30 分钟。维持阶段只会提供 1 次 90 分钟的加强小组会谈,以及分布在整个学期里最多 6 次的个人指导会谈(30 分钟/次)。这两种治疗方式都符合 ACCESS 项目的总体目标,即为患有多动症的大学生提供日常生活中所必需的知识和技能。

表 1.1　ACCESS 时间线

第一学期——活动阶段			第二学期——维持阶段		
第一个月	第二个月	第三个月	第一个月	第二个月	第三个月
├──── 8 次小组会谈 ────┤			加强小组会谈		
├──── 8~10 次指导会谈 ────┤			├──── 最多 6 次指导会谈 ────┤		

与成人 CBT 项目一样(Safren et al.,2005;Solanto,2011),ACCESS 项目旨在增加多动症患者对多动症的认识、改善组织、时间

管理和其他解决执行功能缺陷的行为技能,并通过认知治疗策略提高适应性思维能力。ACCESS 的基本前提是,这三个领域由治疗引发的变化将促进日常生活功能的多个受到多动症影响的领域的改善。因此,多动症知识、行为策略和适应性思维技能被概念化为 ACCESS 项目中固有的临床变化机制。

因为 ACCESS 从根本上是一个认知行为治疗项目,它与其他针对成人和大学生多动症的心理社会项目有共同的特点。然而,与此同时,ACCESS 项目包含了许多独特的治疗因素(见表 1.2,ACCESS 的独特特点)。例如与 Safren(Safren et al.,2005)和 Solanto(2011)项目相反,他们的主要治疗环节是按顺序进行的,即从多动症知识模块开始,接着是行为策略模块,最后以适应性思维技能模块结束。相比之下,ACCESS 项目的这些治疗环节是同时进行的。

表 1.2　ACCESS 的独特特点

包括积极治疗阶段和维持阶段
(1)在积极治疗阶段提供新的材料
(2)维持阶段为继续练习提供了机会
(3)维持阶段有助于掌握新材料和新技能
团体和个人部分
(1)团体鼓励社会支持和联系
(2)指导提供一对一的关注和支持
治疗部分同时进行
(1)帮助解决多名团队成员的需求
(2)帮助解决出勤问题
强调心理教育(多动症知识)
(1)了解更多的知识可以使患者更好地接受多动症的诊断
(2)促进提高自知力和治疗的开展

这种方法的采用是受到临床观察的启发。一些学生需要了解更多的多动症知识,另一些学生对行为策略有很大的需求,还有一些学

生,对他们来说,适应性思维部分是至关重要的。为了保持小组中每名学生的兴趣和参与程度,每个活动阶段的小组会谈(见表1.3,积极治疗阶段的每周任务)以综合的方式讨论多动症知识、行为策略和适应性思维技能,关注一个常规的主题(例如学习功能)。指导会谈通过关注在小组中讨论的和学生关联性最大和最有意义的部分(即多动症知识、行为策略和适应性思维),为满足每名学生的需求量身定制ACCESS计划。

ACCESS项目区别于其他CBT项目的另一个特点是其提供了大量关于多动症的心理教育知识。从临床经验和我们自己的研究结论中,我们意识到,对于许多患有多动症的大学生来说,他们对这种疾病的认识和理解是极其有限的,往往局限于他们的父母在他们小时候第一次被诊断出多动症时告诉他们的内容。对另一些人来说,他们对多动症的接受程度有限,因为他们不喜欢被公开贴上可能具有负面社会含义的诊断标签。这往往是许多患有多动症的大学生不向残疾服务办公室登记的主要原因,因为残疾服务办公室要求诊断信息公开。为了弥补这一不足,我们在ACCESS项目中加入了大量的多动症心理教育内容。在每次积极治疗阶段的团体会谈中都会讨论关于多动症的信息。我们的期望是通过让学生们对多动症有一个更充分的认识、更容易接受诊断,从而更有动力寻求治疗和支持服务来帮助他们应对病症带来的困扰。为了促进他们利用这些服务,还需要在积极治疗阶段的团队会谈中留出时间,让嘉宾发言提供信息,并回答有关可能对学生有帮助的校园相关部门(例如残疾服务办公室、咨询中心)的问题。

ACCESS项目的另一个显著特点是它同时使用了团体治疗和个人指导方法。虽然这两种形式通常单独用于提供治疗,但它们都有局限性。例如在小组治疗形式中,并不总是能够确保参与者完全理解或正确使用所呈现的临床信息。个人指导缺少的是与面临类似生活挑战的人交流并获得支持的机会。通过将小组治疗和个人指导方法结合使用,我们相信两者会相互辅助,从而提供更有效的整体治疗。

表 1.3　积极治疗阶段的每周任务

	第一周	第二周	第三周	第四周	第五周	第六周	第七周	第八周
多动症知识	主要症状	原因	评估	学校和日常功能	情绪和风险行为	药物管理	心理社会治疗	长期展望
行为策略	校园资源	计划表	有组织性	参加课程	有效的学习	长期项目	社交关系	长期目标
适应性思维	基本原理	非适应性思维	适应性思维	管理学习任务	掌控情绪	坚持治疗	社交关系	预防复发

ACCESS 项目的小组治疗是在积极治疗阶段传达新信息的主要形式。积极治疗阶段的指导部分有三个互补的目标：监督和调整学生在小组中学到的知识；评估学生对残疾设施及其他校园支援服务的需求程度；与学生合作，以确定和监督个人目标的实现。在维持阶段，小组组长和导师帮助学生完善和掌握在积极治疗阶段获得的知识和技能。此外，他们指导学生循序渐进地承担越来越大的责任，以帮助他们在 ACCESS 项目结束后，为改善自身功能做好准备。

四、实证支持

在参与 College STAR 项目期间，我们进行了一项开放的临床试验，用于评估 ACCESS 的治疗效果。在 4 年的时间里，来自北卡罗来纳大学格林斯伯勒分校的 88 名患有多动症的大学生接受了 ACCESS 治疗。数据结果分别在三种情况下收集：在积极治疗阶段之前、积极治疗阶段之后和维持阶段结束时。

这项开放临床试验的结果显示，患者的功能在多个领域都有所改善（Anastopoulos and King，2015；Anastopoulos et al.，2018b）。积极治疗阶段结束后，参与者表现出统计学上的显著性：多动症症状的总体严重程度下降，包括注意力不集中和多动冲动特征；执行功能有所改善；焦虑和抑郁症状的总体严重程度下降；获得的学期学分、学时数增加；残疾服务设施和多动症药物的使用都有所增加。重要的是，在积极治疗结束后的 5~7 个月，这些改善持续存在于 ACCESS 的维持阶段。我们对 ACCESS 概念基础的探索性检验进一步证实了多动症知识和行为策略的显著增加，以及适应性不良思维的减少。这些结果虽然在开放的临床试验设计中没有得到证实，但仍然与我们的假设相一致，即多动症的知识、行为策略和适应性思维技能是 ACCESS 的临床变化机制。

尽管前景良好，但由于一些原因，仅从我们的开放临床试验得出的结论不能印证 ACCESS 的有效性。其中最重要的是在衡量参与者的治疗效果方面缺乏对照组。同样有局限性的是在样本中使用的参与者数量低于预期数量，以及评估结果的范围有限，缺乏后续评估以确定在完成 ACCESS 治疗后引起的改善的持久性。

为了更直接地解决有效性问题,我们从美国教育部教育科学研究所申请并获得了一笔为期 4 年的奖助金(R305A150207)。该奖项的目的是与弗吉尼亚联邦大学(VCU)的 Joshua M. Langberg 博士和他的研究团队合作进行一项多地点随机对照试验(RCT)。这项研究的招募工作于 2015 年秋季开始,所有参与者的数据收集工作于 2019 年春季完成。

在连续五个学期中,共有 361 名来自北卡罗来纳大学格林斯伯勒分校和弗吉尼亚联邦大学的本科生参与了这项研究。在这当中,280 名学生符合严格的研究资格要求,并被随机分配到立即接受 ACCESS 项目的小组或延迟一年接受 ACCESS 的延迟治疗对照组(DTC)组。因为被分配到直接 ACCESS 组中的 30 人由于课程安排冲突或兼职工作无法参加所需的小组会谈,因此,项目的最终样本包括 250 人,其中 119 人属于直接 ACCESS 组,131 人属于 DTC 组。

所有参与者都符合多动症的 DSM-5 标准,这些标准是基于多方法、多信息来源的诊断评估得出的评估数据,并由三名多动症专家小组确认。这些学生中大约 58% 表现为多动症共病表现,42% 符合多动症主要注意力不集中表现的标准。除了多动症外,60% 的患者同时具有精神疾病诊断,最常表现为临床显著的抑郁和焦虑特征。从人口统计特征来看,样本年龄在 18~30 岁之间,主要是女性(60%)、白人(66.3%)和大学一年级学生(47.6%)。

活动治疗组的参与情况非常好:参与 ACCESS 的患者中有 83.2% 至少完成了 8 周疗程中的 6 次,另有 8.4% 的人至少完成了 4 次。活动治疗中指导部分的参与率同样很高,85.7% 的人至少完成了每周 8 次治疗中的 6 次,另有 7.6% 的人至少完成了 4 次。

所有的小组会谈和指导会谈都进行了录音,其中随机选择 20% 进行回放,以评估治疗的保真度。两种治疗方式的结果都很好,小组领导人和导师对治疗方案内容的总体坚持程度很高(分别为 96.4% 和 95.6%)。

两组的结果数据分别在三个时间点收集:活动阶段之前、活动阶段之后和维持阶段结束时。对于直接 ACCESS 组,我们也在维持阶段结束后 6 个月的随访评估中收集了结果数据。对这些结果数据的初步统计分析为 ACCESS 的有效性提供了强有力的支持。与 DTC 组相比,直接 ACCESS 组的参与者在多个功能领域表现出显著的活动后和维持后阶段改善现象,包括多动症症状、执行功能、学术学习和学习策略、一般日常功能、抑郁症状、焦虑症状和使用基于校园的残疾服务设施的频率。这些变化伴随着研究假设的临床变化机制的改进,包括多动症知识、行为策略(例如组织、计划)和适应性思维技能。具有额外临床意义的是,直接 ACCESS 组的参与者在参与维持阶段结束后 6 个月继续表现出这些改善现象。

最后,我们还进行了成本分析。结果显示,实现完整的 ACCESS 项目需要每名学生花费 1 187 美元。所有员工的人工成本占这些费用的 83%。其中包括每名学生 367 美元的组长职位费用和每名导师419 美元的费用。

五、小结和结论

对于任何一个人来说,向大学生阶段的过渡都是一个具有挑战性的改变,因为在这个发展阶段,自我调节的要求增加了。对于患有多动症的成年患者来说,这一挑战可能要大得多,因为他们自我调节能力下降,而且之前接受的治疗和支持系统也有所下降。研究结果一致表明,相对于那些没有多动症的大学生,患有多动症的大学生同时产生情绪障碍的风险更高,这些情绪障碍与多动症一起,经常会损害日常生活功能的多个领域。

这些发现表明,这一人群需要被提供循证治疗服务。不幸的是,到目前为止,针对这个问题的研究相对较少。作为对开发患有多动症的大学生的心理社会治疗越来越感兴趣的一部分人群(He and Antshel,2016),我们创建了 ACCESS 项目。从一开始,我们的方法一直以现实世界的临床经验、概念性考虑和与治疗发展建议一致的系统研究方法为指导(Rounsaville,Carroll and Onken,2001;Weisz,Jenson and McLeod,2004)。我们首先在一个开放的临床试验中测试了

ACCESS 项目,之后进行了大规模的多地点测试。这两项测试的结果一致显示,多个功能领域在统计上有显著改善,这提供了有效性证据。同样值得注意的是,在参与 ACCESS 项目结束后 6 个月,这些功能的改善仍在继续。

总之,ACCESS 项目是一种实用、低成本、循证的 CBT 干预方法,可以与其他治疗服务结合使用,以满足患有多动症的大学生的众多需求。我们创建这本治疗手册的目的是帮助其他对实施该方法感兴趣的专业人员,其详细内容将在以下章节中描述。

参考文献

［1］ American Psychiatric Association. （2013）. *Diagnostic and statistical manual of mental disorders* （5th ed.）. Washington，DC：Author.

［2］ Anastopoulos, A. D., & King, K. A. （2015）. A cognitive-behavior therapy and mentoring program for college students with ADHD. *Cognitive and Behavioral Practice*, 22, 141 – 151. https://doi.org/10.1016/cbpra.2014.01.002

［3］ Anastopoulos, A., Smith, T., Garrett, M., Morrissey-Kane, E., Schatz, N., Sommer, J., ... Ashley-Koch, A. （2011）. Self-regulation of emotion, functional impairment, and comorbidity among children with ad/hd. *Journal of Attention Disorders*, 15, 583–592.

［4］ Anastopoulos, A. D., DuPaul, G. J., Weyandt, L. L., Morrissey-Kane, E., Sommer, J. L., Rhoads, L. H., ... Gudmundsdottir, B. G. （2018a）. Rates and patterns of comorbidity among first-year college students with ADHD. *Journal of Clinical Child & Adolescent Psychology*, 47, 236–247. https://doi.org/10.1080/

15374416. 2015. 1105137

[5] Anastopoulos, A. D., King, K. A., Besecker, L. H., O' Rourke, S. R., Bray, A. C., & Supple, A. J. (2018b). Cognitive-behavioral therapy for college students with ADHD: Temporal stability of improvements in functioning following active treatment. *Journal of Attention Disorders.* https://doi. org/10. 1177/1087054717749932

[6] Antshel, K. M., Hier, B. O., & Barkley, R. A. (2014). Executive functioning theory and ADHD. In *Handbook of executive functioning* (pp. 107-120). New York, NY: Springer.

[7] Arnett, J. J. (2007). Emerging adulthood: What is it, and what is it good for? *Child Development Perspectives, 1*, 68-73. https://doi. org/10. 1111/j. 1750-8606. 2007. 00016. x

[8] Baker, L., Prevatt, F., & Proctor, B. (2012). Drug and alcohol use in college students with and without ADHD. *Journal of Attention Disorders, 16*, 255 - 263. https://doi. org/10. 1177/1087054711416314

[9] Barkley, R. A. (2015). *Attention-deficit hyperactivity disorder: A handbook for diagnosis and treatment* (4th ed.). New York, NY: Guilford Press. Barkley, R. A., & Murphy, K. R. (2011). The nature of executive function (EF) deficits in daily life activities in adults with ADHD and their relationship to performance on EF tests. *Journal of Psychopathology and Behavioral Assessment, 33*, 137-158. https://doi. org/10. 1007/s10862-011-9217-x

[10] Barkley, R. A., Murphy, K. R., & Fischer, M. (2008). *ADHD in adults: What the science says.* New York, NY: Guilford. Benson, K., Flory, K., Humphreys, K. L., & Lee, S. S. (2015). Misuse of stimulant medication among college students: A comprehensive review and meta-analysis. *Clinical*

Child and Family Psychology Review, *18*, 50 - 76. https://doi. org/10. 1007/s10567-014-0177-z

[11] Bruner, M. R. , Kuryluk, A. D. , & Whitton, S. W. (2015). Attention-deficit/hyperactivity disorder symptom levels and romantic relationship quality in college students. *Journal of American College Health*, *63*, 98 - 108. https://doi. org/10. 1080/07448481. 2014. 975717

[12] DuPaul, G. J. , & Weyandt, L. L. (2009). College students with ADHD: Current status and future directions. *Journal of Attention Disorders*, *13*, 234-250.

[13] DuPaul, G. J. , Weyandt, L. L. , O'Dell, S. M. , & V arejao, M. (2009). College students with ADHD: Current status and future directions. *Journal of Attention Disorders*, *13*, 234-250.

[14] DuPaul, G. J. , Weyandt, L. L. , Rossi, J. S. , Vilardo, B. A. , O'Dell, S. , Carson, K. M. , ... Swentosky, A. (2012). Double-blind, placebo-controlled, crossover study of the efficacy and safety of lis-dexamfetamine dimesylate in college students with ADHD. *Journal of Attention Disorders*, *16*, 202 -220.

[15] DuPaul, G. J. , Reid, R. , Anastopoulos, A. D. , & Power, T. J. (2014). Assessing ADHD symptomatic behaviors and functional impairment in school settings: Impact of student and teacher characteristics. *School Psychology Quarterly*, *29*, 409-421.

[16] DuPaul, G. J. , Franklin, M. K. , Pollack, B. L. , Stack, K. S. , Jaffe, A. R. , ... Weyandt, L. L. (2018). Predictors and trajectories of educational functioning in college students with and without ADHD. *Journal of Postsecondary Education and Disability*, *31*, 161-178.

[17] Dvorsky, M. R. , & Langberg, J. M. (2014). Predicting

impairment in college students with ADHD：The role of executive functions. *Journal of Attention Disorders*, 1624－1636. https：// doi. org/10. 1177/1087054714548037

[18] Eagan，K.，Stolzenberg，E. B.，Ramirez，J. J.，Aragon，M. C.，Suchard，M. R.，& Hurtado，S.（2014）. *The American freshman：National norms fall 2014.* Los Angeles：Higher Education Research Institute，UCLA.

[19] Eddy，L. D.，Canu，W. H.，Broman-Fulks，J. J.，& Michael，K. D.（2015）. Brief cognitive behav-ioral therapy for college students with ADHD：A case series report. *Cognitive and Behavioral Practice*, 22, 127－140.

[20] Eddy，L. D.，Eadeh，H. M.，Breaux，R.，& Langberg，J. M.（2019）. Prevalence and predictors of suicidal ideation，plan，and attempts in first-year college students with ADHD. *Journal of American College Health*, 1－7. https：//doi. org/10. 1080/ 07448481. 2018. 1549555

[21] Faraone，S. V .，& Glatt，S. J.（2010）. A comparison of the efficacy of medications for adult attention-deficit/hyperactivity disorder using meta-analysis of effect sizes. *Journal of Clinical Psychiatry*, 71, 754－763.

[22] Fayyad，J.，Sampson，N. A.，Hwang，I.，Adamowski，T.，Aguilar-Gaxiola，S.，Al-Hamzawi，A.，... Gureje，O.（2017）. The descriptive epidemiology of DSM-IV adult ADHD in the world health organization world mental health surveys. *ADHD Attention Deficit and Hyperactivity Disorders*, 9, 1－19. https：//doi. org/10. 1007/s12402-016-0208-3

[23] Field，S.，Parker，D. R.，Sawilowsky，S.，& Rolands，L.（2013）. Assessing the impact of ADHD coaching services on u-niversity students ' learning skills，self-regulation，and

Well-being. *Journal of Postsecondary Education and Disability*, *26*, 67-81.

[24] Fleming, A., & McMahon, R. (2012). Developmental context and treatment principles for ADHD among college students. *Clinical Child and Family Psychology Review*, *15*, 303-329. https://doi.org/10.1007/s10567-012-0121-z

[25] Fleming, A. P., McMahon, R. J., Moran, L. R., Peterson, A. P., & Dreessen, A. (2015). Pilot randomized controlled trial of dialectical behavior therapy group skills training for ADHD among college students. *Journal of Attention Disorders*, *19*, 260-271.

[26] Gathje, R., Lewandowski, L., & Gordon, M. (2008). The role of impairment in the diagnosis of ADHD. *Journal of Attention Disorders*, *11*, 529 - 537. https://doi.org/10.1177/1087054707314028

[27] Gordon, M., Antshel, K., Faraone, S., Barkley, R., Lewandowski, L., Hudziak, J. J., ... Cunningham, C. (2006). Symptoms versus impairment: The case for reporting DSM-IV's criterion d. *Journal of Attention Disorders*, *9*, 465-475.

[28] Gormley, M. J., DuPual, G. J., Weyandt, L. L., & Anastopoulos, A. D. (2016). First-year GPA and academic service use among college students with and without ADHD. *Journal of Attention Disorders*, *23*, 1 - 14. https://doi.org/10.1177/1087054715623046

[29] Green, A., & Rabiner, D. (2012). What do we really know about ADHD in college students? *Neurotherapeutics*, *9*, 559 - 568. https://doi.org/10.1007/s13311-012-0127-8

[30] Gu, Y., Xu, G., & Zhu, Y. (2018). A randomized controlled trial of mindfulness-based cognitive therapy for college

students with ADHD. *Journal of Attention Disorders*, *22*, 388 - 399. https：//doi. org/10. 1177/1087054716686183

[31] He, J. , & Antshel, K. （2016）. Cognitive behavioral therapy for attention deficit / hyperactivity disorder （ADHD） in college students：A review of the literature. *Cognitive and Behavioral Practice*. https：//doi. org/10. 1016/j. cbpra. 2016. 06. 001

[32] Hechtman, L. （2017）. *Attention deficit hyperactivity disorder：Adult outcome and its predictors*. New York：Oxford Press.

[33] Kaye, S. , & Darke, S. （2012）. The diversion and misuse of pharmaceutical stimulants：What do we know and why should we care?：Pharmaceutical stimulant diversion and misuse. *Addiction*, *107*, 467 - 477. https：//doi. org/10. 1111/j. 1360-0443. 2011. 03720. x

[34] Kessler, R. C. , Adler, L. , Barkley, R. , Biederman, J. , Conners, C. K. , Demler, O. , ... Zaslavsky, A. M. （2006）. The prevalence and correlates of adult ADHD in the United States：Results from the national comorbidity survey replication. *American Journal of Psychiatry*, *163*, 716 - 723. https：//doi. org/10. 1176/appi. ajp. 163. 4. 716

[35] Kessler, R. C. , Petukhova, M. , Sampson, N. A. , Zaslavsky, A. M. , & Wittchen, H. -U. （2012）. Twelve-month and lifetime prevalence and lifetime morbid risk of anxiety and mood disorders in the United States. *International Journal of Methods in Psychiatric Research*, *21*, 169 - 184. https：//doi. org/10. 1002/mpr. 1359

[36] LaCount, P . A. , Hartung, C. M. , Shelton, C. R. , Clapp, J. D. , & Clapp, T. K. （2015）. Preliminary evaluation of a combined group and individual treatment for college students with attention-deficit/hyperactivity disorder. *Cognitive and Behavioral*

Practice, *22*, 152-160.

[37] LaCount, P. A. , Hartung, C. M. , Shelton, C. R. , & Stevens, A. E. (2018). Efficacy of an organizational skills intervention for college students with ADHD symptomatology and academic difficulties. *Journal of Attention Disorders*, *22*, 356-367.

[38] Lewandowski, L. , Gathje, R. A. , Lovett, B. J. , & Gordon, M. (2013). Test-taking skills in college students with and without ADHD. *Journal of Psychoeducational Assessment*, *31*, 41-52.

[39] Matte, B. , Anselmi, L. , Salum, G. A. , Kieling, C. , Gonalves, H. , Menezes, A. , … Rohde, L. A. (2015). ADHD in DSM-5: A field trial in a large, representative sample of 18-to 19-year-old adults. Psychological Medicine, 45, 361-373. https://doi. org/10. 1017/S0033291714001470

[40] McKee, T. E. (2017). Peer relationships in undergraduates with ADHD symptomatology: Selection and quality of friendships. *Journal of Attention Disorders*, *21*, 1020-1029. https://doi. org/10. 1177/1087054714554934

[41] Miller, L. A. , Lewandowski, L. J. , & Antshel, K. M. (2015). Effects of extended time for college students with and without ADHD. *Journal of Attention Disorders*, *19*, 678-686.

[42] O'Malley, P. M. , & Johnston, L. D. (2002). Epidemiology of alcohol and other drug use among American college students. *Journal of Studies on Alcohol*, Supplement, 14, 23-39.

[43] Pariseau, M. E. , Fabiano, G. A. , Massetti, G. M. , Hart, K. C. , & Pelham, W. E. , Jr. (2010). Extended time on academic assignments: Does increased time lead to improved performance for children with attention-deficit/hyperactivity disorder? *School Psychology Quarterly*, *25*, 236-248.

［44］ Pinho，T. D.，Manz，P . H.，DuPaul，G. J.，Anastopoulos，A. D.，& Weyandt，L. L. (2019). Predictors and moderators of quality of life among college students with ADHD. *Journal of Attention Disorders*，23，1736-1745. https://doi. org/10. 1177/1087054717734645

［45］ Pliszka，S. R. (2015). Comorbid psychiatric disorders in children. In R. A. Barkley (Ed.)，*Attention-deficit hyperactivity disorder：A handbook for diagnosis and treatment* (4th ed.，pp. 140-168). New York：Guilford Press.

［46］ Polanczyk，G. V .，Salum，G. A.，Sugaya，L. S.，Caye，A.，& Rohde，L. A. (2015). Annual research review：A meta-analysis of the worldwide prevalence of mental disorders in children and adolescents. *Journal of Child Psychology and Psychiatry*，56，345-365. https://doi. org/10. 1111/jcpp. 12381

［47］ Prevatt，F. (2016). Coaching for college students with ADHD. *Current Psychiatry Reports*，18，1 - 7. https://doi. org/10. 1007/s11920-016-0751-9

［48］ Prevatt，F.，& Yelland，S. (2015). An empirical evaluation of ADHD coaching in college students. *Journal of Attention Disorders*，19，666-677.

［49］ Rabiner，D.，Rabiner，D. L.，Anastopoulos，A. D.，Costello，E. J.，Hoyle，R. H.，McCabe，S. E.，& Swartzwelder，H. S. (2009). Misuse and diversion of prescribed ADHD medications by college students. *Journal of Attention Disorders*，13，144-153.

［50］ Ramsay，J. R. (2015). Psychological assessment of adults with ADHD. In R. A. Barkley (Ed.)，*Attention-deficit hyperactivity disorder：A handbook for diagnosis and treatment* (pp. 475 - 500). New York：Guilford Press.

[51] Reaser, A. , Prevatt, F. , Petscher, Y . , & Proctor, B. (2007). The learning and study strategies of college students with ADHD. *Psychology in the Schools*, *44*, 627−638.

[52] Rooney, M. , Chronis-Tuscano, A. , & Y oon, Y . (2012). Substance use in college students with ADHD. *Journal of Attention Disorders*, *16*, 221 − 234. https://doi. org/10. 1177/1087054710392536

[53] Rounsaville, B. J. , Carroll, K. M. , & Onken, L. S. (2001). A stage model of behavioral therapies research: Getting started and moving on from stage I. *Clinical Psychology: Science and Practice*, *8*, 133−142.

[54] Sacchetti, G. M. , & Lefler, E. K. (2017). ADHD symptomology and social functioning in college students. *Journal of Attention Disorders*, *21*, 1009 − 1019. https://doi. org/10. 1177/1087054714557355

[55] Safren, S. , Perlman, C. , Sprich, S. , & Otto, M. W. (2005). *Mastering your adult ADHD: A cognitive behavioral treatment program therapist guide.* Oxford: New York.

[56] Salzer, M. S. (2012). A comparative study of campus experiences of college students with mental illnesses versus a general college sample. *Journal of American College Health*, *60*, 1−7. https://doi. org/10. 1080/07448481. 2011. 552537

[57] Scheithauer, M. C. , & Kelley, M. L. (2017). Self-monitoring by college students with ADHD: The impact on academic performance. *Journal of Attention Disorders*, *21*, 1030−1039.

[58] Sibley, M. H. , Pelham, W. E. , Jr. , Molina, B. S. G. , Gnagy, E. M. , Waxmonsky, J. G. , Waschbusch, D. A. , ... Kuriyan, A. B. (2012). When diagnosing ADHD in young adults emphasize informant reports, DSM items, and impairment.

Journal of Consulting and Clinical Psychology, *80*, 1052－1061. https：//doi. org/10. 1037/a0029098

[59] Smith, B. H., Barkley, R. A., & Shapiro, C. (2006). Combined child therapies. *Attention-deficit Hyperactivity Disorder*, *3*, 678－691.

[60] Solanto, M. V. (2011). *Cognitive-behavioral therapy for adult ADHD：Targeting executive dys-function.* New York：Guilford Press.

[61] Solanto, M. V. (2015). Executive function deficits in adults with ADHD. In R. A. Barkley (Ed.), *Attention-deficit hyper-activity disorder：A handbook for diagnosis and treatment* (pp. 256－266). New York：Guilford Press.

[62] Surman, C. B. H., Biederman, J., Spencer, T., Miller, C. A., McDermott, K. M., & Faraone, S. V. (2013). Understanding deficient emotional self-regulation in adults with attention deficit hyper-activity disorder：A controlled study. *ADHD Attention Deficit and Hyperactivity Disorders*, *5*, 273－281. https：//doi. org/10. 1007/s12402-012-0100-8

[63] Swartz, S. L., Prevatt, F., & Proctor, B. E. (2005). A coaching intervention for college students with attention deficit/hyper-activity disorder. *Psychology in the Schools*, *42*, 647－656.

[64] Thomas, R., Sanders, S., Doust, J., Beller, E., & Glasziou, P. (2015). Prevalence of attention-deficit/hyperactivity disorder：A systematic review and meta-analysis. *Pediatrics*, *135*, 995－001.

[65] Weisz, J. R., Jensen, A. L., & McLeod, B. D. (2005). Development and dissemination of child and adolescent psychotherapies：Milestones, methods, and a new deployment-focused model. In E. D. Hibbs & P. S. Jensen (Eds.), *Psychosocial*

treatments for child and adolescent disorders: *Empirically based strategies for clinical practice* (pp. 9−39). Washington, DC: American Psychological Association.

[66] Weyandt, L. L., & DuPaul, G. J. (2012). *College students with ADHD*: *Current issues and future directions.* New York: Springer.

[67] Willcutt, E. G. (2012). The prevalence of DSM-IV attention-deficit/hyperactivity disorder: A meta-analytic review. *Neurotherapeutics*, *9*, 490−499. https://doi. org/10. 1007/s13311-012-0135-8

[68] Wolf, L. E., Simkowitz, P ., & Carlson, H. (2009). College students with attention-deficit/hyperactivity disorder. *Current Psychiatry Reports*, *11*, 415−421.

第二章　规划和实施 ACCESS 项目的一般准则

本章提供了规划和实施 ACCESS 项目的一般指导方针。规划部分包括作为项目中的小组组长或导师所必需的资质描述。与其他心理社会治疗一样,重要的是确保 ACCESS 项目在临床上适用于任何特定学生。因此,讨论了 ACCESS 项目可能适合或不适合的学生的特征。由于各个学院或大学的学年划分可能有所不同,因此,本章讨论了应该何时实施 ACCESS 项目的相关问题。本章描述的实施部分是可以应用于治疗方案任意环节的临床指南,包括对治疗过程的详细描述、指导小组组长或导师完成各自的治疗会谈,还提出了分配会谈时间的详细建议;协调团队和对参与者进行指导;讨论保密问题;安排来自校园援助部门的演讲嘉宾;处理错过会谈的状况;分发会谈讲义,以及 ACCESS 各环节的应用。

第一节　规划 ACCESS 项目

一、指导者资质

与其他类型的心理社会治疗一样,有效实施 ACCESS 项目需要一定程度的临床技能和知识。因为 ACCESS 从根本上是一种 CBT 疗法,小组组长和导师应该有临床经验,或者至少熟悉认知和行为理论的原理,以及与这些临床取向相关的基本技术。成功实施 ACCESS 项目还需要其对 ADHD 有深入的了解,至少要比参与该项目的学生水平更高。虽然不是必须的,但小组组长和导师对校园内可利用的资源了解得越多越好。与大学生一起工作的相关专业经验,以及青少年、青年发展方面的背景培训,也是如此。

小组组长的角色不需要特定类型的专业学位,但担任这个职位的人应该在临床或应用领域有一些培训和经验,最好是硕士学位或更高水平。这种偏好部分源于对管理团队所需技能的考虑。有了这样的培训和经验,不仅可以帮助患有多动症的人,还可以帮助患有其他各种心理疾病的人。多年来,我们的组长包括硕士级注册专业咨询师、临床心理学高级博士生和博士级注册心理学家。据推测,在咨询、社会工作和其他应用领域接受过高级专业培训的人同样很适合担任ACCESS项目的小组组长角色。

小组中导师的角色需要具有强大的人际交往能力,可以在一对一指导会谈的背景下对大学生进行交流和指导。根据我们对ACCESS项目的经验,聘请具有各种专业培训背景的导师是可行的,其中包括人类发展和家庭研究、咨询、发展心理学和临床心理学的硕士研究生。与组长职位一样,我们有充分的理由相信,来自社会工作和其他应用领域的有硕士水平的人,以及在残障服务办公室和学术指导中心工作的人员,都有很大的潜力成为导师。

需要注意的是,在我们的项目中担任小组组长和导师的人在成为ACCESS项目的成员之前,并没有同等水平的关于多动症的知识,也没有接受过使用认知和行为技术和策略的培训。因此,必须提供不同种类和数量的培训,以确保所有工作人员都具有一定程度的专业知识水平。我们的培训通常包括指定的阅读主题,如大学生的多动症、常用的认知和行为策略、小组讨论、角色扮演和观察等。为了帮助其他对ACCESS项目感兴趣并希望接受此类培训的人,我们可以根据实施ACCESS的学院、大学或机构的需要提供此类咨询。想要了解更多信息,请访问我们的ACCESS网页 https://accessproject.uncg.edu/。

二、学生的特点

因为ACCESS项目是专门为患有多动症的大学生设计的,所以在开始治疗之前得到学生的正式诊断报告是有帮助的，但并不是必须的。在校园里，通常情况下，潜在的 ACCESS 项目参与者都接受了全面的心理评估，并有书面的诊断报告。同样地，学生可能会从校外医师那里得到书面报告，提供过去评估的诊断结果。然而，在许多情况下，我们没有正式的诊断报告，只有学生的自我报告（诊断患有多动症）。在这种情况下，小组组长或导师至少应该与学生进行面谈，了解他们遇到的困难，以确保他们的症状与多动症诊断一致，这样才有可能从 ACCESS 中受益。在学生的多动症状态有较大不确定性的情况下，小组组长或导师可以让学生或学生的父母填写多动症评分量表，以更好地了解是否存在多动症。在进行这种筛查时，使用收集当前症状和儿童时期症状信息的量表是至关重要的。

　　然而，多动症的诊断并不是需要考虑的唯一因素。为了证明干预具有临床适应性，还需要有明确的证据。在某种程度上，患有多动症的学生必须在他们的学业、个人、社交和/或情感功能方面有显著的临床困难，以确保在进行 ACCESS 治疗时有明显的反应和改善。正如第一章中提到的，大约55%的大学生多动症人群患有共病，通常是焦虑或抑郁。这种共病本身并不妨碍参与 ACCESS 项目。然而，有些心理障碍却会影响 ACCESS 的治疗效果。例如并发的自闭症谱系障碍、双相情感障碍、强迫症或药物滥用。不建议这些学生参加 ACCESS 项目的原因是这些心理障碍通常需要其他的干预策略。此外，没有证据表明 ACCESS 在临床上适用于这些继发性疾病（例如自闭症谱系障碍、双相情感障碍）。

　　在判断 ACCESS 的适当性时，还应考虑学生的其他特点。例如 ACCESS 的效果对于大四学生来说并不理想。为了达到最好的效果，ACCESS 需要连续进行两个学期的疗程，而对大四学生来说，这已经是他们在学校的最后一个学期，因此无法参与治疗的维持阶段。ACCESS 也不适用于参与线上课程、不能来校园参加定期的小组和指导会谈的学生。有些学生的特点往往在 ACCESS 的小组会谈开始之后才会显现出来。这里特指的是那些态度、行为和言论可能对小组会谈造成干扰的学生。在我们过去遇到的情况中，ACCESS 小组的几名成员私下联系了组长,告知他们因为某名学生的不良行为而希望能退出该项治疗。虽然我们愿意理解和帮助性格有问题的学生,但我们也需要对小组中的其他学生负责。小组组长和导师进行了多次讨论之后,决定将该学生从 ACCESS 的小组部分剔除,但允许该学生在个人指导部分继续接受 ACCESS 治疗。在与该学生的会谈中,该学生接受了我们提出的解决方案,并最终完成了 ACCESS 治疗的指导环节。

三、时间安排

在准备实施 ACCESS 项目时,有两个重要的考虑事项:开始日期的安排以及小组和导师会谈的安排。在选择合适的开始日期时,需要确保学生在积极治疗阶段有足够的时间接受完整的小组会谈和指导会谈,包括 8 周的小组会谈和多达 10 周的指导会谈。因此,在选择 ACCESS 项目开始日期时,应该确保整个治疗过程在学期结束之前完成。因为许多学生的课程表在新学期刚开始时还没有确定下来,所以在学生的课程表确定之前,最好不要将 ACCESS 项目的开始日期固定下来。完成这一步骤的最佳时间是在大多数学生确定了他们的课程安排之后,通常在学期开始后的 2~3 周。

第二个重要的日程安排是小组和指导会谈的时间安排。我们的目标是尽量安排一个所有感兴趣的学生都可以参加的小组活动时间。但是,从现实的角度考虑,小组组长的空闲时间和小组会谈的可容纳人数都是有限的,所以这显然是不可行的。尽管如此,我们还是鼓励学校将小组会谈安排在尽可能多的学生能够参加的时间。例如,将小组会谈安排在傍晚,可以让学生在课程结束后参加。指导会谈的安排比较容易,因为指导会谈的时长通常是 30 分钟(相比之下,小组会谈是 90 分钟),大多数学生可以比较容易地抽出 30 分钟来参加指导会谈。然而,需要注意的是,指导会谈需要安排在与之相关的小组会谈的几天之后。这让学生能够在小组会谈中学到的行为策略和技能进行尝试,之后在指导会谈中与导师一起回顾和改进。

第二节　实施 ACCESS 项目

如本章所述,ACCESS 是一个需要持续两个学期的 CBT 治疗,第一个学期是一个频繁的 8 周积极治疗阶段,随后是一个较不频繁的持续一学期的维持阶段,在这个阶段,治疗逐渐消失。在每个阶段,治疗都以小组会谈和指导会谈的形式进行,为患有多动症的大学生提供必要的知识和技能,帮助他们在日常生活中改善相关功能。

一、小组会谈

ACCESS 项目的小组会谈是在积极治疗阶段传授新知识的主要途径。虽然有些小组会谈内容是以讲座的形式呈现,但只要条件允许,我们都会用互动问答的形式来鼓励学生积极参与。例如,在讨论多动症会对学生学业造成何种影响时,我们会邀请学生分享多动症对他们的学业造成影响的经历。无一例外的是,一名学生讲的故事会立即引发其他学生的共鸣,"我也发生过这种事",然后他们彼此分享自己的故事,从而提高群体凝聚力。在每节课的行为策略环节中,组长经常通过询问学生哪些策略有效、哪些不那么有效来展开讨论。当一名学生报告说使用某一策略没有成功时,组长可能会要求小组其他成员向该参与者提供反馈,强调他们可以做些什么来更有效地使用该策略。这类情况的一个常见例子是,当学生向其他小组成员展示他们的计划表时,指出他们对计划表系统的适应(例如颜色高亮显示)可能对他们也有好处。治疗的适应性思维技能部分也使用了类似的策略,在本环节期间使用白板或其他一些视觉辅助工具来引导学生进行适应性思维活动。

维持阶段只有一个强化小组会谈环节。这一环节的主要目标是为小组成员提供机会,解决可能出现的关于多动症的新问题,解决他们执行行为策略的问题,并完善他们对适应性思维技能的使用。强化小组会谈的另一个重要临床作用是,它为小组成员提供了一个重新联系的机会,并从其他小组成员那里获得支持。

二、指导会谈

在积极治疗阶段,ACCESS项目的指导会谈有三个目标:监督和调整学生在小组中学习的内容;评估学生对残障住宿及其他校园援助服务的需求;与学生合作,以确定个人目标并监督个人实现。因此,导师随时跟进学生对多动症的理解,并帮助他们将行为策略和适应性思维技能应用于发生在小组治疗之外的状况,或者学生是否更适合一对一指导,而不是小组会谈。为了提升学生的学业表现和促进个人成功,导师也提供转介和指导,根据学生的需求,向其他校园援助部门寻求帮助。此外,导师会帮助学生制定现实目标,监督他们完成这些目标的后续任务,并为学生提供持续的支持和个人指导。所有指导会谈都在进行与之相匹配的小组会谈的1周内进行。在最初的指导阶段,导师会评估学生目前的学业和个人功能、校园资源的使用、遇到的挑战和治疗目标。在随后的会谈中,导师会对参与者进行简短的了解,并与学生合作,为该会谈设置日程表、讨论小组会谈涵盖的内容、回顾和调整新的学习技能和策略、制定新的目标和课堂练习作业,同时根据学生的需要和要求涵盖其他主题。根据每名学生的需求和兴趣的不同,耗用在每一个环节的时长也会有所不同。

在维持阶段会进行6次指导会谈。本阶段的会谈比积极治疗阶段更加灵活,主要根据学生的需求和喜好来进行指导。因此,一些学生会选择使用这些会谈来回顾和完善他们对行为策略的使用,而另一些学生主要是为了个人目标的设定和从会谈中获得支持。为了帮助学生在ACCESS项目结束后能够独立改善功能,导师需要指导学生逐步对指导会谈期间出现的问题承担起责任。

三、苏格拉底提问

正如许多其他CBT治疗一样,苏格拉底提问在这两种治疗形式中都扮演着重要的角色。一般来说,苏格拉底提问是一种鼓励反思和考虑不同观点的质疑形式。在ACCESS项目实施的背景下,小组组

长和导师让学生进行苏格拉底提问,让他们:

(1)思考可能存在的任何不适应想法;

(2)考虑可能存在的看待同一情况的不同方式的可能性。随着对自身不适应性思维模式意识的增强,学生能够更好地意识到这种想法,并以更适应的思维取代它们,从而产生更积极的感受和行为。在这个过程中,学生对自己独立完成任务的能力有了信心,这为他们在 ACCESS 项目结束后独立工作做好了准备。

四、小组会谈和指导会谈对主题时间的分配

正如第一章所述,每个积极治疗阶段的小组会谈包括多动症知识、行为技能和适应性思维等内容,关注一个常见的主题(例如学术功能)。理论上,在 90 分钟的小组会谈中,这三个话题的讨论时间是相同的。但实际上,这种情况很少发生。在一些小组会谈中,可能需要相对更多的时间来讨论行为策略;在其他情况下,调整思维技巧或有关多动症的信息可能会优先考虑。在小组会谈中,并没有严格的规定应该为这三个主题分配多少时间。实际分配的时间取决于主题内容的数量和复杂性,以及小组成员的兴趣、需求和吸收知识的能力。我们认为与其在每次小组会谈中为每个主题指定确切的时间,不如让小组组长根据他们自己对小组情况和需求的评估来做出决定。需要注意的是,只要在每次小组会谈中充分涵盖三个主题的内容,就可以灵活分配时间。

对导师来说,把时间分配到这些相同的主题上不是什么大问题。因为指导会谈通过关注在小组中讨论的与学生关联性最强和最有意义的组成部分(即知识、行为策略和适应性思维),根据每名学生的需求量身定制 ACCESS 计划。由于导师是以一对一的形式工作的,他们可以快速评估学生对这些主题的理解和对进一步讨论的需求,这些问题可以在指导会谈期间被灵活地解决。

五、协调团队和指导会谈

尽管 ACCESS 的团体和个人指导会谈的指导方针是分开描述的,

但需要注意的是,这些治疗环节是相互交织的,因此应该以协调的方式进行。为了达到这个目标,在整个积极治疗阶段,小组组长和导师需要每周会面。会谈的全部内容应在进行下一次 ACCESS 治疗会谈之前安排好。这样,小组组长可以和导师分享他们的学生在小组中的表现。参与者在小组中的良好表现应该被记录下来,指导者可以在个人指导中予以表扬和肯定。同样,小组组长对参与者的任何担忧都可以与导师分享,导师可以在单独的指导会谈中更直接地解决这些问题。类似地,导师可以告知小组组长在个人指导会谈中注意到的任何优点或事项,这些可能对后续的小组会谈有所帮助。

六、保密问题

尽管保密的确切界限可能会因 ACCESS 的设置而有所不同,但重要的是要让学生了解并接受保密准则。因此,小组组长和导师有责任告知学生,他们在参与 ACCESS 项目期间透露的任何信息,在没有得到他们明确书面许可的情况下,不会与他们的父母、学校管理人员、卫生保健人员或任何其他人分享。然而,与此同时,学生应该意识到并接受这样一个事实,即小组组长和导师会相互分享信息,从而对 ACCESS 治疗进行协调和推进。学生也应该被告知该治疗会产生什么样的书面记录(例如指导会谈笔记),以及这些记录将如何被存储和保护以确保机密性。同样,我们会讨论在小组和指导会谈之外(例如电话、短信、电子邮件),学生和 ACCESS 项目工作人员之间的通信中,将采取哪些步骤来确保保密。

按照临床实践的惯例,也有必要通知学生在什么情况下是保密例外。虽然确切的强制报告标准可能因地而异,但通常情况下,如果发现参与者有自杀计划,就必须打破保密准则;如果参与者被发现是杀人狂,或者儿童是身体虐待或性虐待的受害者也一样。虽然发生这些情况的可能性很低,但 ACCESS 项目工作人员有责任制订明确和具体的计划来处理这些情况。例如在学生表露出自杀想法的情况下,小组组长和导师应该具备一定水平的专业能力,使他们能够进行初步的自杀风险评估。如果这些状况的初步应对措施受阻,应请有执照的精神保健人员向工作人员提供咨询,以确保下一步骤的顺利进行。因此,在开始 ACCESS 项目之前,应该让小组组长和导师清楚地了解负责提供此项援助的人员身份和联系方式。

关于保密性还有一点需要说明。因为学生可能会在小组之外碰面或有共同的朋友,建立开放和信任的关系至关重要,即学生不会在会谈之外讨论在小组中听到的任何事。因此,应该强烈鼓励学生不要在小组外分享任何在小组内透露的其他学生的个人信息。

七、演讲嘉宾

ACCESS 项目治疗的目标之一是帮助大学生有效地利用他们可以获得的校园资源。大多数大学校园都提供各种各样的学生援助服务,以帮助患有多动症的大学生满足学业需求、保障其身心健康、提供职业规划咨询。在临床和研究活动中,我们发现患有多动症的大学生往往对学校为他们提供的服务不太了解。此外,即使他们知道这些服务,他们也会犹豫是否要使用它们。

为了帮助学生更好地利用校园资源,首先有必要消除人们对这些资源的误解。为此,我们会定期举行小组会谈,邀请校内各支援服务单位的嘉宾发言,介绍及回答有关的服务问题。在治疗的积极阶段,通常在小组会谈的前 20~30 分钟内,会有 2~3 次这样的报告。一些工作人员选择用幻灯片做一个简短的演示,而另一些人可能选择就他们的服务内容进行一次简短的汇报。这两种方法都是可取的,因为为学生提供与校园援助服务的工作人员见面的机会似乎可以帮助多动症学生更放心地使用这些资源。此外,这些工作人员可以回答常见的问题或关注事项,从而减少使用时的障碍。例如一些学生错误地认为,在残障援助办公室注册意味着他们在每节课上都必须使用这些服务。纠正这种误解可以帮助他们与相关服务部门取得联系,并获得帮助,如提前课程注册。

虽然学生支持服务的确切数量和类型在不同的校园中差异很大,但通常可用的资源单位包括残障援助服务、学生咨询、学生健康、学术支持服务(通常包括指导和学术指导)、职业咨询和写作支持中心。因为小组会谈的时间通常要到新学期开始后才确定,所以在决定之前可能无法安排嘉宾发言。考虑到这些限制,小组组长应该在开始实施 ACCESS 项目之前联系几位备选的客座演讲者,以确保他们可以进行发言。从这个列表中,小组组长可以向那些时间允许的校园工作人员发出邀请。

八、错过会谈

患有多动症的大学生普遍表现出的一个行为问题是迟到、缺席会谈和其他约会。考虑到多动症的症状之一是健忘,这并不奇怪。除了健忘,计划和组织方面的问题也会影响 ACCESS 项目小组会谈和指导会谈的出席情况。这种情况可能发生在学生同时安排了多个约会的时候,或者学生可能决定不参加小组会谈或指导会谈,因为他们总是拖到最后一刻才完成作业或准备考试。总之,尽管他们的出发点是好的,但患有多动症的大学生比其他人更有可能迟到,有时甚至会错过小组会谈和指导会谈。

虽然这不是永久性的解决方案,但我们建议为学生提供会谈提醒,并让他们有机会与小组组长或导师一起参加数量有限的补课。提醒可以采取电子邮件、短信或电话的形式。为了便于交流,我们经常要求学生告诉我们联系他们的最佳方式。许多学生更喜欢文本,有几种方法可以安排自动重复的文本提醒。设置多个提醒可能会很有帮助:一个提醒在小组开始的当天,另一个提醒在小组开始前一小时,有时甚至在小组开始前 10 分钟设置最后一次提醒。提醒的确切数量、时间和格式可以根据个人需求来确定。为了确保足够高的出勤率,从而在 ACCESS 项目中获益,我们鼓励提供某种形式的提醒,因为这将提高出勤率和准时率。

当学生错过整个小组会谈或指导会谈时,小组组长和导师需要讨论,决定是否允许学生完成补课或尽快重新安排错过的指导会谈。尽管我们强烈鼓励小组使用补课(因为每一节课都建立在前一周的基础上),但我们意识到,例如在一些大学的咨询中心,可能会有关于学生可以重新安排错过的课程次数的规定。为了与这种政策保持一致,其中一种方法是可以允许学生在有限的次数内进行补课。需要明确的是,这并不意味着小组组长会与学生进行90分钟的一对一补课。相反,我们建议小组组长单独与学生见面的时间不超过20~30分钟,提供缺席小组会谈的概述,并分发相应的会谈讲义。例如在我们的研究中,ACCESS项目参与者最多被允许参加两次这样的补课,以弥补错过的小组会谈。处理错过小组会谈的另一种方法是,每周为错过小组会谈的学生安排一个特定的时间进行补课。总之,我们鼓励小组组长和导师对补课采取宽松的政策,因为出勤率问题在这个小组中很常见,而且部分可归因于多动症的核心症状。如果出勤或迟到现象反复出现,导师可以在会谈上通过确定行为策略和适应性思维来讨论这个问题,帮助学生改善。

九、讲义

在积极治疗阶段,在每次小组会谈和一些其他(不是所有)指导会谈中,我们会向学生提供讲义。这些讲义作为一种学习材料可以被学生随身携带,并作为在小组中传授的知识的提纲。这些讲义也有助于小组内的讨论。例如小组组长可以指导学生浏览讲义上建议的行为策略,然后让小组成员回答关于不同策略的使用、什么策略吸引他们,以及为什么吸引他们等相关问题。由于讲义在提供ACCESS治疗中具有重要性,每次会谈的讲义都会在治疗会谈结束时发放。

十、ACCESS的使用

正如前面所强调的,ACCESS项目是一个为期两学期的心理干预项目,在干预过程中,小组和个人指导传递多动症的相关知识、行为策略和适应性思维技能的治疗组成部分。在我们的临床试验研究中,这个版本的ACCESS,其有效性得到了验证。因此,我们建议希望使用ACCESS的人了解治疗手册中描述的完整流程。

我们认识到,对于许多希望在治疗大学生多动症的临床工作中使用ACCESS的指导者来说,完全使用它是不可能的。这引发了一个有趣的现实困境。如果一名指导者不能实施完整的ACCESS项目,是否应该不使用它的任何治疗部分,即使可能对患有多动症的学生有一些治疗效果?我们不能肯定地回答这个问题,因为迄今为止还没有相关研究。与此同时,重要的是缺乏临床数据并不一定意味着AC-CESS治疗的某些环节对多动症学生没有帮助。出于这个原因,对那些可能需要这样做的人,我们将推迟任何关于使用ACCESS部分治疗的决定。

例如这可能适用于大学咨询中心的指导者。咨询中心会提供ACCESS的团体部分,但不提供相关的个人指导部分。相反,因为大学残障服务办公室的工作人员通常与学生一对一会面,这些工作人员可能受过更多的相关培训,倾向于提供ACCESS的个人指导部分,而不是其团体部分。在这种校园服务相互配合的情况下,可以以一个完整的形式来进行ACCESS治疗。例如咨询中心提供小组部分,残障服务办公室提供个人指导部分。

另一种无法实施完整的ACCESS治疗项目的情况是在私人执业的情况下。通常情况下,患有多动症的大学生会从大学附近社区的私人医生那里接受治疗。因为许多私人医生的工作性质是一对一治疗,ACCESS的个人指导部分似乎很适合由这样的指导者来进行。因为一个标准的50分钟疗程比ACCESS中通常分配给指导疗程的30分钟要长,私人医生有机会将ACCESS中团体部分的一些内容带入他们与学生的个人疗程中。

总之,我们认为使用ACCESS的最佳方式是完整地使用它,这是我们为确定其有效性所进行的评估。然而,我们认识到,有许多情况可能会限制完整ACCESS计划的使用。在这种情况下,实施ACCESS的部分环节(例如仅针对团体治疗)可能会有一些治疗效益。

第三章 活动阶段——第1周

关于 ACCESS 项目活动阶段第 1 周的内容,首先是小组会谈内容,然后是指导会谈内容。最初的小组会谈目的是引导学生了解该项目,介绍多动症症状和相关特征的信息,讨论校园可用的资源,并介绍认知疗法的原则和适应性思维技能。小组成员首先收到关于 ACCESS 项目的内容、结构和目标的详细信息。期望参与和治疗进展也被讨论。关于多动症症状的患病率、发展过程和情境可变性的信息将在下文中介绍。作为对现有校园资源审查的一部分,我们鼓励学生分享他们使用这些资源的经验。小组会谈以学生接受认知疗法和适应性思维技术的基本原理的概述结束。在最初的指导阶段,学生开始了解他们的导师,并适应指导过程。导师还会收集学生的一般背景信息,审查和澄清小组讨论的内容,并收集学生的目标、优势和需求信息。

第一节 第1周——小组会谈

一、ACCESS 程序简介

1. 开始小组会谈

小组负责人应该简要介绍他们自己和他们作为领导者的作用。接下来让小组成员介绍和分享他们自己的信息。分享专业和年级(例如大二、大三)也有助于团队凝聚力,因为这些信息可以帮助学生识别其他处于相似人生阶段或有共同学术兴趣的团队成员。这也是讨论保密问题的时候。尽管保密的确切界限可能会根据实现

ACCESS 的环境而有所不同,但重要的是要让学生了解广泛接受的保密准则。具体地说,要告诉学生,小组负责人有义务对小组中共享的信息保密,除非 ACCESS 中的学生或其他人明显面临迫在眉睫的伤害风险。在这种情况下,为了保护学生或其他人的利益,保密准则可能会被打破。承认小组成员不受相同保密准则的约束,但强调学生应尽一切努力保护在小组中披露的任何和所有信息的隐私。

2. 描述 ACCESS 项目是如何实施的

在讨论过程中,引导学生注意讲义 1.2,其中介绍了关于 ACCESS 的信息。告诉学生小组的结构。ACCESS 跨越两个学期交付——先是最初 8 周的活动阶段,然后是一个学期的维持阶段。在活动阶段,学生将参加 8 个每周 90 分钟的小组会谈,并接受每周 30 分钟的个人指导会谈。在维持阶段,学生将举行一次强化小组会谈,并接受 4~6 次指导会谈。我们来解释一下这种设置的基本原理。具体来说,该小组每周将在三个主要领域提供新材料:注意力缺陷多动障碍的知识、行为策略和适应性思维技能。指导课程将为学生提供一个与导师一对一工作的机会,以回顾小组内容,评估他们对校园支持服务的需求,并为在自己的生活中使用新知识和策略设定个人目标。还需要明确的是,虽然 ACCESS 的积极阶段侧重于展示新信息和技能,但维持阶段为学生提供了继续练习新技能的机会,同时继续以指导会谈和一个小组"强化"会谈的形式获得支持,该会谈在学期开始时举行。

3. 为参与和出席设定预期

由于每个小组都将介绍新材料,所以强烈建议学生参加所有的课程。然而,如果学生错过了一个小组,他们可以有机会参加补课,要么与小组组长一对一,要么安排与导师的额外课程。强调要从 ACCESS 项目中受益,学生必须积极参与该计划。就像许多其他现实生活中的活动一样,学生投入到小组和指导中越多,他们从项目中得到的就越多。鼓励学生准时参加活动。请注意,参加小组的部分会谈总比完全不来好。

提示：由于约会或上课迟到在多动症患者中很常见，所以在处理迟到问题时要尽可能灵活，但同时要鼓励学生使用他们新获得的技能，按时参加小组会谈和指导会谈。

4. 简要回顾会谈大纲，讨论对进展的期望

阅读讲义 1.3，列出八个积极的治疗小组会谈和每个会谈的主题。这将有助于引导学生了解他们将要学习的知识、技能和技术。讨论学生在小组课程中对进步的期望，承认改变行为和养成新习惯的困难。重要的是要证明创造新习惯是困难的，同时灌输希望，创造这些新习惯既是可能的，也是一个重要的目标。这是很重要的一点，因为它可以作为一个参考，在几周内，学生可能会因为难以保持新的行为和技能而感到沮丧。

使用视觉辅助工具来展示一个人对进步的期望与改变行为现实之间的差异是很有帮助的。引导学生注意讲义 1.4 中的进度图表。首先，指出从治疗开始到治疗结束，大多数人都期望看到持续的改善，进度直线上升。提醒学生这样一个事实：治疗的进展很少以这样直线上升的方式发生。相反，正如进度表所示，治疗进展更可能有起伏。在某些星期，改善可能很大，而在另一些星期，改善可能很小。向学生指出这一点，对于为治疗改变设定现实的期望大有帮助。同样重要的是，学生有时可能会遇到挫折，他们会退步一点儿。这可能会导致部分人产生 ACCESS"没有效果"的想法。质疑这种想法，向学生们展示，虽然这看起来是一个挫折，但他们现在的行为水平比他们开始项目时已经有了很大提高。为了进一步减少产生消极思维的可能性，鼓励学生将这种挫折视为学习如何在未来防止这种挫折再次出现的机会，而不是失败的证据。治疗进展通常是渐进和变化的；挫折是学习的机会。

5. 会见导师（可选）

如果可能的话，邀请导师到小组中进行自我介绍。这使得学生可以与导师简短地见面，从而让他们的指导课程快速开始。

二、多动症知识

本部分阐述的主要目的是为学生提供关于多动症核心特征的准确信息,并将这些信息与多动症如何影响日常生活和行为的讨论联系起来。讲义1.5提供了关于多动症症状、患病率和病程的详细信息。与其简单地阅读讲义上的信息,不如先问学生:"你对注意力缺陷多动障碍了解多少?"当学生回答这个问题时,将他们的答案与讲义上提供的信息联系起来。

1. 什么是多动症

这里要指出的主要观点是,多动症在医疗领域是一种公认的诊断,其特征是注意力不集中、冲动和多动。举例说明这些症状在日常生活中是如何表现出来的。为了增加讨论的参与度,问学生他们自己表现出了哪些症状。此外,要告诉学生,多动症患者之间的症状表现可能有很大差异。有些人可能只出现注意力不集中的症状,而另一些人可能同时出现注意力不集中和多动、冲动的症状。

2. 患病率

在本节开始时,让学生估计100个孩子中有多少会患有多动症。一旦学生做出了估计,告诉他们报告的多动症患病率大约是每100个孩子中有5~7个。探究学生的估计是否高于或低于这个数字。回顾本节中关于注意力缺陷多动障碍的其他信息,包括男性和女性患病率的差异,以及多动症存在于所有国家的所有种族和民族群体中这一事实,无论收入水平如何。

3. 发展过程

引导学生讨论多动症症状首次出现的时间和持续到成年的频率。为了增加对这个话题的参与,请学生分享他们多动症症状第一次出现的时间。这为注意到多动症的症状可能在婴儿期到12岁的任何时候出现奠定了基础,平均为3~4岁。

告诉学生,尽管多动症以前被认为是儿童受限的疾病,但我们现在知道,对大多数人来说,注意力缺陷多动障碍会持续到成年。有证据表明,过度冲动症状会随着时间的推移而减少。然而,这可能是因为过度冲动症状在成年人中不太明显。例如成年人坐着的时候可能会有强烈的内心不安感。但是,他们的躁动不会被别人察觉。

4. 情境可变性

多动症是一种表现不稳定的障碍,而不是失能。

患有多动症的儿童和成人与他们的同龄人一样有能力,但可能表现得不太好,这取决于可能影响他们行为的某些环境因素。具体来说,当任务新奇有趣的时候,患有多动症的人能够更好地集中注意力并保持注意力。尽管每个人在完成无聊的任务时都很难集中注意力,但对于多动症患者来说,这几乎是不可能的。当他们收到关于他们表现的频繁和即时的反馈时,患有多动症的人在一对一的情况下比在大群体的情况下表现得更好。通过认识到多动症的情境可变性,就更容易理解为什么多动症患者的行为和表现在不同的情境下会有很大的差异,因此显得不一致。情境的可变性也有助于解释为什么有些人能够观察到多动症患者,而另一些人则不能。例如老师可能会观察到孩子的多动症症状,因为教室是一个大的群体环境,而孩子的父母可能看不到这些症状,因为他们通常是在一对一的情况下与孩子互动。

> **提示:**这部分一个很好的收尾技巧是问学生,他们是否曾经想过为什么患有多动症的人在玩电子游戏时很容易集中注意力,提示他们用刚刚学到的情景可变性知识来帮助理解这一点。根据需要,解释电子游戏为多动症患者提供了一个理想的"环境"来增强关注度和注意力,因为电子游戏本身就很有趣,以记分牌的形式提供即时和频繁的反馈,通常是以个人或小组的形式玩。

5. 多动症的神经心理学

强调多动症是大脑差异的结果。也就是说,多动症是大脑运作方式不同的结果。这些差异导致了行为抑制的困难,行为抑制是阻止或延迟行为反应的能力。实际上,这意味着多动症患者很难以各种方式抑制自己的行为——他们可能在行动前无法暂停和思考，或者他们无法阻止或停止走神。反过来，行为抑制与执行功能能力有关。患有多动症的人往往有更多的执行功能困难，这使得计划和完成目标导向的行为更加困难。

结束小组会谈这部分的一个好方法是给学生提供一个机会，让他们就所涉及的多动症知识主题提问。提醒他们，这只是一系列步骤中的第一步，旨在帮助他们更好地理解和更有效地管理他们的注意力缺陷多动障碍。

三、行为策略

本节的主要目的是简要回顾校园提供的各种资源。各个学院和大学的情况不同，因此，根据可用的特定校园资源，这个讨论看起来会略有不同。一些常见的校园资源包括讨论残疾支持服务、指导、学术指导、写作支持、咨询和可以开到多动症药物的学生健康办公室。记得提供关于如何访问这些服务的具体位置、联系信息和任何推荐策略的信息。另外，请通知学生，即将到来的小组会谈将邀请许多这些办公室的客座发言人回答有关他们服务的问题。需要强调的重点是，虽然这些服务是有帮助的，但它们本身可能还不足以帮助患有多动症的学生有最好的表现。然而，结合 ACCESS 计划提供的支持，可以让学生发挥出他们最佳的能力。

提示：为了提高学生在本部分的参与度，询问学生是否使用过本部分所述的任何服务，并请他们分享自己的印象和经验。许多学生都有过积极的体验，分享可以鼓励其他小组成员尝试这些服务。

最后，请注意，支持也可以由朋友、家庭成员、ACCESS 项目计划导师甚至其他小组成员提供。例如和朋友一起报名参加一门课程可以帮助提高出勤率，并提供一个内置的"学习伙伴"。

分配会谈之间的实践。提醒学生在进行下一组之前与指定导师会面的重要性。还要注意，使用计划和任务清单将在第二周讨论，并要求学生带来任何他们目前可能正在使用的计划和任务清单系统。

四、适应性思维

指导学生阅读讲义1.6,指导本节的讨论。向学生介绍认知疗法的基本原理,为在整个ACCESS项目中使用适应性思维技能提供基础。最重要的信息是,思想可以影响我们的感觉和行为。这通常通过"认知三角"来描述,这在本节的讲义上有展示。为了保持学生的参与度,问他们是否熟悉这个概念。如果是,允许他们自己提供描述。如果他们不熟悉认知三角,问他们是否经历过他们对某种情况或对自己的想法影响了他们感受的时候。用这些例子来讨论思想、感觉和行为之间的关系。例如一名学生可能会报告说,他注意到对自己或自己能力的负面想法(例如"我太懒了,我在学校的表现很糟糕。")。指出这些类型的想法往往是没有根据的。例如学生可能会有这样的想法:"这是不可能的,我永远不可能完成这个。"当考虑一个课堂任务,承认这可能是困难的或具有挑战性时,用"不可能"来形容它显然是一种夸张,这会降低一个人完成任务的动力。

同样重要的是帮助学生理解他们的思想、情绪和行为之间的联系,请他们识别一些伴随这些想法可能出现的情绪。典型的例子可能包括悲伤、绝望或沮丧。接下来,帮助学生识别可能受到这些想法影响的行为。一些可能的例子是逃避功课或从事一些"逃避"负面情绪和想法的行为,如玩电子游戏、喝酒或花钱。

一定要明确学习适应性思维技能的目标——能够更好地参与现实、更积极地思考。请注意,思维方式和其他行为一样,可以成为习惯。通过学习适应性思维技能,学生可以识别无益的思维习惯,并采取措施调整或消除这些习惯。让学生思考一个时刻,当他们对某种情况的思考方式改变了他们的感觉或行为的时刻。如果学生想不出相关的例子,问问他们是否曾经误解过一条短信。大多数学生都有这样的例子,他们认为朋友因为一条简短的短信或延迟的短信回复而不安或恼火。由于短信很简短,缺乏面对面交谈的背景,有时这些信息会被误解。大多数学生都有这样的经历,它为讨论错误的想法如何导致负面情绪提供了一个有用的例子。当学生意识到他们误解了短信内容时,一定要让他们解释发生了什么——他们的情绪有变化吗?他们的行为改变了吗?学生们普遍表示感到轻松或快乐。通常他们的行为也会发生变化——他们可能一直在回避一位朋友,或者他们可能因为感到心烦意乱而无法专注于其他事情。在他们的想法改变后,他们的行为也可能发生改变。因此,我们思考的方式影响着我们的感觉和行为方式。

分配会谈之间的实践。让学生试着在下周的课程中注意自己的想法。当他们经历消极情绪,如悲伤、恐惧、挫折或愤怒时,他们会注意到什么类型的想法?提醒学生,在小组会谈期间练习一周是取得这项技能进步的关键。

五、结束小组会谈

通过回顾所涵盖的要点、提醒小组做课堂练习作业的重要性来结束会谈。具体来说,要求学生在下一次小组会谈之前与导师见面,并带上他们目前可能正在使用的任何计划和任务列表系统。

第二节　第1周——指导会谈

一、介绍与保密

简短地问候学生并欢迎他们加入 ACCESS 项目。提醒他们一般的保密政策和问题,以及学生所在校园的具体问题。在计划会话开始时,一定要考虑这些细节。

导师:"嗨!我是凯瑟琳·琼斯,但你可以叫我凯特。我将是你ACCESS 项目的导师。今天,我们将从相互了解和更多地了解 ACCESS 指导环节开始。让我们开始吧。"

学生:"好的。"

告诉他们一些关于你自己的事情,收集一些关于他们的信息。如果需要的话,可以和他们分享你在这个机构或你在组织或实践中扮演的角色,你的教育背景、认知性别以及一些信息,比如爱好和来自哪里。当你收集关于学生的信息时,一定要询问他们喜欢被怎样称呼(例如认知性别、昵称)。

> 导师:"你可能已经在小组会谈上听说过这些,但重要的是要提醒你,我们谈论的是保密的,这意味着 ACCESS 临床工作人员不会在没有你的同意下与他人讨论你的个人信息。AC-CESS 临床工作人员由组长、我本人和我们的主管(如果有的话)组成。在未经您同意的情况下,您的信息将被共享的唯一情况是在紧急情况下,如健康紧急情况,或在您面临伤害自己或他人的直接危险时。你能理解吗?"

> 学生:"是的,我以前听过,可以理解。"

> 导师:"好的。我说了,你可以叫我凯特,我的心理性别是女性。我将是你们的导师,我们过几分钟再讨论这意味着什么。我有心理学硕士学位,我在校园资源服务办公室做服务协调员和导师。我来自俄亥俄州,是辛辛那提红人队的忠实球迷。在我工作之外的生活中,我喜欢踢足球和任何与漫画书相关的东西! 告诉我一些关于你自己的事情——你喜欢别人怎么称呼你? 比如你的绰号,以及你想分享的其他任何关于你的事情。"

非正式的交谈有助于与学生建立融洽的关系。这是第一次会谈最重要的方面之一。与学生建立联系将鼓励他们继续参与项目和指导会谈。一定要在会谈的笔记中标记出一些感兴趣的项目,作为下次会谈的提示。

二、核实

在第一次小组会谈上,与学生简单地核实他们的经历。在以后的会谈中,这个时间将作为会谈开始的过渡时间。指导讨论的问题包括:

- 第一次小组会谈对你来说怎么样?
- 你是否带了你的 ACCESS 材料(即第一周的讲义)?

三、合作的议程设置

简要概述今天的课程,让学生知道今天剩下的时间会发生什么:

- 提醒学生本次会谈将持续约 1 小时,但后续所有会谈将持续约 30 分钟。

- 继续了解对方,并从学生那里收集背景信息。

- 讨论 ACCESS 项目和学生对指导的期望。

- 回顾第一次小组会谈的内容材料,概述了多动症的基础知识,讨论了利用校园服务的重要性,并介绍了适应性思维的概念。

- 如果签到的话题似乎能产生更多与学生需求相关的对话,建议将其添加到议程中。或者,直接询问被指导者是否愿意为议程做贡献。具体的主题往往和现有的议程相匹配。如果不相匹配的话,你可以在谈话结束时留出几分钟的时间来讨论这个话题。

导师:"我已经把今天的议程告诉你们了,每周我都会这样做。但重要的是,我们的课程是根据你的需求量身定制的。你还想在我们今天的议程上提到什么吗?"

学生:"我刚刚得知我的经济资助没有通过。我压力太大了!"

导师:"好的,这个话题在我们讨论适应性思维时非常重要。在那之后,如果需要的话,我们可以花几分钟来解决这个问题。"

四、了解更多关于学生的信息

使用讲义 1.8 收集更多关于学生和他们患有多动症经历的信息,包括他们的多动症临床表现类型、他们何时被诊断、他们是否正在服用药物或接受其他形式的治疗、除了多动症他们可能还有什么其他的心理状况,以及教育历史信息。特别询问他们的专业和学术地位,根据他们的需要定制指导会谈。例如,不同的学位可能有不同的需求。此外,确定学生之前的学业留校察看或停学经历可以更容易地支持他们学业的成功。在填写背景信息表格时,也要收集与学生沟通的信息。他们更喜欢电子邮件还是短信？他们希望多久收到一次关于指导的提醒？许多学生喜欢收到多次指导提醒,通常是在他们安排会谈的前一天和早上。

五、明确什么是指导,什么不是

首先从导师的角度概述项目。下面是这种描述的一个示例。

导师:"正如你在小组中听到的,ACCESS 服务由两个主要部分组成。第一个是小组,在这个小组中,你有机会学习信息和技能,这将帮助你减少多动症对你日常功能的影响。除了学习外,你还可以分享故事,并从有类似遭遇的人那里获得支持。接下来的 8 周我将作为导师和你一起工作。指导可以让你把你在团队中学习的技能以最适合你的方式个性化。通过与你一对一合作,我可以帮助你更深入地讨论与你的情况最相关的个人案例。我也可以作为一个负责任的伙伴,在你尝试技能的时候,每周跟进和检查你的情况。我们可以一起解决问题,像一个团队一样工作,这样你就能从这个项目中获得最大的收益。"

对指导的描述可能会被误认为是治疗或咨询。一定要讨论它们之间的异同点。

- 相似之处:指导和治疗都注重反思倾听、同理心和解决问题的能力。像治疗一样,指导的目标包括减少损伤和痛苦,建立短期和长期的个人目标,增加改变的动力。

- 不同之处:与治疗不同,指导特别关注与多动症症状或相关损伤相关的问题。指导以简短的、以解决方案为重点的会谈(30分钟)方式进行。任何与多动症无关的危机最好由校园或社区的个体咨询师处理。

简要回顾所有 8 个小组会谈涵盖的主题,并讨论每周将涵盖的 3 个主要主题:注意力缺陷多动障碍知识、行为策略和适应性思维。

六、讨论在小组中呈现的信息

指导的主要目标是澄清、完善和加强在小组会谈中所学到的东西。考虑以下提示来开始讨论：

- 好了，让我们看一遍小组的讲义，然后讨论每个话题。随着时间的推移，我们可以更多地关注你的问题，或者你想把学到的东西应用到自己的情况上。

1. 多动症知识

简要介绍多动症，讨论注意力不集中、冲动和多动的核心症状，并简要概述多动症的患病率和发展过程。一些学生发现，讨论多动症如何经常被认为是一种儿童疾病，但众所周知它会持续一生，是很有帮助的。要澄清关于这一点的任何困惑。

对于一些理解小组中大部分信息的被指导者来说，开放式的问题可能足以开启一场自然的对话，轻松地回答他们的问题，并以一种对他们来说有意义和个人的方式连接信息。这里有一些可能会问的问题。

- 有没有什么你不熟悉的信息？
- 有什么特别有趣或令人惊讶的事情吗？

对于其他学生来说，重复或复习特定的信息可能是必要的，因为他们对多动症的知识了解有限，或者没有从小组中完全吸收。下面是一些有助于讨论问题的例子。

- 你已经熟悉多动症的三种症状了吗？你能够理解它们之间的区别吗？如果别人想更好地了解你或你的多动症，你能向他们解释吗？
- 这些多动症症状可以通过语言、思维和身体表现出来——你注意到你表现多动症症状的不同方式了吗？
- 哪些多动症症状最让你烦恼？

讨论情境可变性的概念。提醒学生多动症是一种表现可变性的障碍，而不是失能。当多动症患者能够找到适合自己的情境和策略时，他们就能茁壮成长并取得成功。指导讨论的问题包括：

- 在什么情况下你的工作表现最好？
- 你过去用过什么策略来减轻你的多动症症状？哪些策略在未来可能会有帮助？

许多学生不熟悉行为抑制和执行功能的概念。简要回答学生对这些主题的任何问题。被指导者通常不会以这种方式思考多动症，讨论这些概念对他们来说是非常有效的。此外，理解这些概念对于发展一个更大的图景、使他们了解自己、了解多动症本身，以及重要的是，他们如何更好地理解、如何适应和应对最佳功能是至关重要的。

2. 行为策略

讨论学生在校内外使用过的任何资源，使用讲义 1.9 来指导讨论。提供学生可能不知道的有关校园资源的信息。解决学生对校园服务的误区，鼓励他们利用任何可能有益的服务。

提示：询问学生是否在校园残障办公室登记。如果他们没有，讨论使用这项服务的好处（例如优先注册、延长考试时间等）。告知他们在校园中获取这些资源的必要步骤。

3. 适应性思维

向学生介绍适应性思维的概念，并询问他们以前是否使用过这些策略。在最基本的层面上，这种策略关注的是思想、感觉和行为是如何相互联系的。换句话说，一个人的思想影响着他的感受和行为（反之亦然）。讨论认知三角并提供基本的例子，说明它是如何运作的。

七、评估学生的优势、需求和目标

与学生进行对话，了解是什么原因使他们加入了 ACCESS 项目。指导这一讨论的问题包括：

- 你是怎么知道这个项目的？
- 你希望从中获得什么？

询问被指导者他们认为自己在处理多动症方面的优势和劣势是什么。同时询问优点和缺点是非常重要的，因为有些人长期以来都面临着与多动症相关的挑战，他们可能很难确定优点，而主要关注缺点。他们可能会对自己处理多动症的能力感到消极和怀疑。此外，确定自己的优势通常是一个很好的起点，可以帮助他们改进自己的弱项，这将有助于为他们确定目标。

学生："说到我的多动症，我觉得我什么都不擅长，这就是我在这里的原因。"

导师："好吧，之前我们谈到情境可变性时，你说你在艺术课程上更能集中注意力，因为你对这门课很感兴趣。你还说，定期与教授一对一的会面，可以帮助你理清课堂上遗漏的信息。这些都是优点！你觉得还有哪些方法能很好地应对或管理你的多动症症状？"

学生："我很擅长定期服药，但我担心我太依赖它了，因为在一天的晚些时候，它离开我的身体系统时，我还需要完成工作或学习，我感觉不知道该做什么。"

导师："好吧。所以，药物有帮助，而且你很好地服用了它。听起来你有依从治疗的优势，并且可以建立一个有帮助的习惯！通过 ACCESS 项目，你会发现其他有用的习惯，你可以开始定期实施，就像服药一样。这听起来也像是在下午晚些时候和晚上，当你的药物已经失效时，你的注意力和效率是一个较弱的区域。这是你这学期的一个好目标吗？"

学生："是的，当然！"

导师："太好了，我们会把它归入你的个人目标中。还有什么？"

学生："我的另一个缺点是什么都迟到，我知道这影响了我的成绩、我的兼职和我的友谊。我想提高自己的准时率。"

导师："又是一个很好的建议，让我们把它添加到你的个人目标列表中吧。"

提示：指出学生们寻求支持学习新策略是一种巨大的力量！同时也要反思在第一次课程中与他们交谈时所获得的其他优势。

帮助被指导者确定至少两个他们在参与 ACCESS 项目期间想要致力于的领域。完成目标设定表格（讲义 1.10）。讨论 SMART 目标——即具体的、可衡量的、可实现的、现实的、及时的目标。讨论实现这些目标的障碍，并简要讨论可能有助于实现这些目标的策略。学生可以创建与各种主题和情况相关的目标，如学术、社会生活、生活平衡、组织、健康生活等。帮助学生确定短期和长期目标。

通知被指导者，他们的目标设定表将在整个指导过程中被使用，以帮助监督他们的进展，解决障碍，并根据需要添加新的目标。

提示：当被指导者讨论与他们的目标相关话题时，回到目标表并讨论进展。类似地，如果一个学生提到了一个似乎是目标的东西，问他们是否愿意把它添加到目标表中，以便他们记住它，并制定策略来实现这个目标。

八、指导会谈结束

根据需要检查目标。有什么已经完成或需要修改的吗？还有其他话题吗？在这里，您可以处理之前讨论中没有涉及的任何主题。

最后，根据需要回顾和澄清你希望学生从现在到下次指导会谈期间要做的细节，包括：

- 把所有的小组材料带到下一次指导会谈，包括所有小组会谈的讲义和他们将使用的计划；
- 研究校园资源/服务，并考虑哪些资源对他们最有用。如果被指导者确定他们想要获得特定的服务（例如残疾人服务），请他们采取步骤获得该资源。请确保在下一次会谈中确认这一点。

确认下次会谈预约的日期和时间。要求学生写下或设置提醒，并在自己的计划表或日历上模仿类似的行为。

第三节 第1周——小组议程

1. ACCESS 程序简介

- 描述实施的形式(8个小组、8个以上指导会谈)和基本原理。
- 设定参与和出席的预期情况。
- 提供所有8个会谈涵盖的主题概述。
- 介绍和会见导师(推荐但可选择)。

2. 多动症知识

- 介绍有关多动症的核心特征信息,包括症状、患病率、病程和对多动症的神经心理学解释。
- 讨论影响多动症个体表现的情境变化因素。

3. 行为策略

- 讨论为学生提供学术、社交和情感支持的校园服务和办公室清单。
- 提供获取这些服务的联系信息和指导。
- 从小组成员中征求使用这些资源的经验反馈。

4. 适应性思维

- 介绍认知疗法的基本原理。
- 提出认知三角模型,强调思想、感觉和行为之间的联系。
- 讨论认知疗法的目标——更现实的思考。

5. 小组会谈结束

6. 讲义

- 1.1 第1周小组会谈的封面
- 1.2 什么是 ACCESS 项目
- 1.3 积极治疗阶段
- 1.4 进度表
- 1.5 什么是多动症(ADHD)
- 1.6 什么是适应性思维

第四节 第1周——小组讲义

讲义1.1

ACCESS

建立校园联系,促进学生成功。

第1周——小组讲义

- 1.1 第1周小组会谈的封面
- 1.2 什么是 ACCESS 项目
- 1.3 积极治疗阶段
- 1.4 进度表
- 1.5 什么是多动症(ADHD)
- 1.6 什么是适应性思维

讲义 1.2

什么是 ACCESS 项目

ACCESS = Accessing Campus Connections&Empowering Student Success

ACCESS 项目:建立校园联系,促进学生成功。

1. 项目描述

- 专为患有多动症的大学生设计。
- 两个学期的课程包括一个为期 8 周的活动阶段和一个学期的维持阶段。
- 项目包括一个小组组成部分和个人指导组成部分。
- 小组会谈(活动阶段共 8 周)
  ○ 了解更多关于多动症的知识。
  ○ 学习应对多动症的行为策略,帮助获得成功。
  ○ 学习适应性思维策略。
- 个人指导会谈(活动阶段 8~10 次)
  ○ 帮助运用在小组里学到的东西。
  ○ 获得校园资源。
  ○ 设定并实现个人目标。
  ○ 支持或指导。
  ○ 非心理治疗。
- 第二学期
  ○ 小组强化会谈。
  ○ 与导师见面最多 6 次。

2. 参与目标

- 和导师一起参加所有的小组会谈和个人会谈。
- 准时到达(将提供提醒)。
  ○ 参与! 你在这个项目上投入得越多,你得到的就越多!
- 课堂练习的重要性。
- 保密:在小组里发生的事不对外公布。
  ○ 组长/导师例外保密,维持安全。

讲义 1.3

积极治疗阶段

	第1周	第2周	第3周	第4周	第5周	第6周	第7周	第8周
多动症知识	主要症状	原因	评估	学校和日常工作	情绪和冒险型行为	药物管理	心理治疗	长期前景
行为策略	校园资源	计划本和待办事项清单	条理性	上课	有效学习	长期项目	社会关系	长期目标
适应性思维	基本原则	不良适应性思维	适应性思维	管理学习任务	处理情绪	维持治疗	社会关系	预防复发

讲义 1.4

进度表

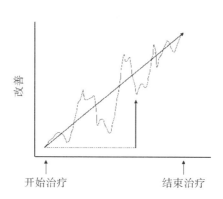

开始治疗   结束治疗

虽然我们希望以稳定和可预测的方式取得进展,但进展往往是可变的。记住,即使你正在经历"低迷期",与你开始的时候相比,你仍然取得了进步!

讲义 **1.5**

什么是多动症(ADHD)

ADHD＝Attention-Defcit/Hyperactivity Disorder

ADHD 是注意缺陷与多动障碍(多动症)

(摘自《精神障碍诊断与统计手册》第5版)

1. 特点

①不专心

- 犯粗心的错误。
- 难以保持对任务的注意力。
- 不听别人说话。
- 不把事情做完。
- 组织困难。
- 避免完成需要持续脑力劳动的任务。
- 丢失东西。
- 容易分心。
- 健忘。

②极度活跃——冲动

- 烦躁。
- 坐立不安。
- 过度地奔跑或攀爬。
- 难以安静地玩。
- 忙个不停。
- 过度交谈。
- 不经思考的回答。
- 难于等待轮到自己。
- 打断或侵入。

2. 患病率

- 5%~7%的儿童。

- 青少年的比例略低,但 70%~80%仍符合诊断标准。
- 3%~5%的成年人。
- 在儿童和青少年中,男性多于女性(2:1和6:1),而在成人中则接近 1:1。
- 影响所有收入水平的人群。
- 所有民族或种族群体都有。

3. 发展过程

- 发病高峰期为 3~4 岁。
- 多动或冲动症状通常先于注意力不集中症状。
- 持续到青春期和成年期。
- 随着时间的推移,多动或冲动的问题会减少一些。

4. 情景变异性——表现不稳定的障碍,而不是失能

- 有趣的与无聊的。
- 一对一与小组。
- 频繁反馈与不频繁的反馈。
- 即时反馈与延迟反馈。

讲义 1.6

什么是适应性思维

1. 思想→感觉和行为

你的想法会影响你的感受和行为。

$$\underset{\text{我永远也做不到。}}{\text{思想}} \quad \rightarrow \quad \underset{\text{难过}}{\text{感觉}} \quad \text{及} \quad \underset{\text{放弃}}{\text{行为}}$$

2. 认知三角

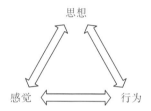

通常情况下,那些在我们脑海中穿行、影响我们感觉和行为的自动思维要么是不真实的,要么只有一点点真实。

自动思维会干扰完成任务的能力,可能会导致抑郁、焦虑和挫败感。

3. 适应性思维的目标=现实的、平衡的思维

第五节 第1周——指导议程

1. 介绍和保密原则

2. 核实

3. 合作的议程设置

4. 了解更多关于学生的信息

5. 明确什么是指导,什么不是

6. 讨论在小组中呈现的信息

7. 评估学生的优势、需求和目标

8. 指导结束会话

9. 讲义

- 1.7 第1周指导会谈的封面

- 1.8 背景信息表

- 1.9 校园资源清单

- 1.10 目标设定表

第六节　第1周——指导讲义

讲义 1.7

ACCESS

建立校园联系,促进学生成功

第1周——指导讲义

- 1.7 第1周指导会谈的封面
- 1.8 背景信息表
- 1.9 校园资源清单
- 1.10 目标设定表

讲义 1.8

背景信息表

1.你是什么时候被诊断出患有多动症的？临床表现类型是什么？

2.你被诊断出有其他心理或身体上的疾病吗？

3.你服用过治疗多动症或其他精神疾病的药物吗？你接受过多动症或其他精神疾病的咨询吗？

4.你的专业是什么？

5.你读几年级？

6.你现在的平均成绩是多少？

7.你的学习成绩好吗？你曾被留校察看或停学吗？

8.你希望别人怎样联系你(电话、电子邮件、短信等)？

9.你喜欢被如何称呼？

10.你觉得还有什么重要的事想让我知道吗？

讲义 1.9

校园资源清单

校园资源	使用	计划使用	注释
残疾人支持服务或无障碍支持			
咨询中心			
指导			
学术指导			
写作中心			
职业服务中心			
学生健康服务			
其他			

讲义 1.10

目标设定表

目标和开始日期	目标日期	进展
1.		
2.		
3.		
4.		
5.		

第四章　活动阶段——第2周

在第2周,小组介绍了两个关键策略:计划表和待办事项清单。此外,小组活动内容还包括对多动症病因的讨论,找到有关多动症准确信息的有用资源提示,确定系统和策略的优先级,以及识别不适应性思维模式的指导。为了补充小组内容,导师将帮助学生执行计划和待办事项清单。导师还需要审查有关多动症病因、可用资源,以及识别和管理不良思维模式的方法的信息。

第一节　第2周——小组会谈

一、开始小组会谈

1. 要求小组成员重新介绍自己

这是一种友好的破冰方式,也很实用。因为这只是第二次小组会议,有些学生可能忘记了其他人的名字,这就避免了提问时的尴尬。

2. 处理第一周遗留的问题

首先,简单地提醒大家第一次会议讨论了什么,这为回答任何问题或澄清之前没有完全解决的困惑创造了机会。花时间这样做是非常重要的,因为每个治疗疗程都是下一个治疗疗程的基础。

3. 检查是否与导师建立了联系

鼓励那些见过导师的学生谈谈事情的进展。学生通常会把第一次见面描述得很积极。听到这些积极的经历通常有助于增加团队中那些还没有与导师建立联系的学生的动力。根据需要,提供鼓励和指导,以确保所有小组成员在下次每周会议之前都积极参与到导师的工作中。为了进一步强调这种联系的重要性,要提醒学生,导师将帮助他们调整从团队中学习的内容,以满足他们的个人需求。

4. 提醒小组注意课堂练习的重要性

最终的目标是让学生成功地将他们从 ACCESS 项目中学到的知识融入他们的日常生活中。课堂练习有助于实现这一目标。为了强调这一点,通常可以重申:"你投入得越多,你得到的就越多。"提醒小组,针对 ACCESS 项目的三个主要组成部分——多动症知识、行为策略和适应性思维技能的课堂练习将定期进行回顾。听完事情的进展后,根据需要给学生反馈,下次如何做得更好。

二、多动症知识

1. 开始多动症知识的学习

简要回顾第 1 周所涵盖的多动症知识,并询问是否出现了任何问题。在回答了这些问题并处理了其他遗留问题之后,过渡到新的多动症知识内容,即"是什么引起了多动症"。

2. 鼓励小组讨论

记住,与讲课相比,学生谈论和讨论的话题越多,课堂就越有吸引力、越成功。通过询问小组成员他们所相信的或者听说过的引起多动症的原因,开始一场良性讨论。

3. 明确先天和后天的作用

在学生回答了关于多动症病因的初步问题后,引导他们注意讲义 2.2 中的数据。第一点要指出的是,多动症很可能是由一个或多个生物因素引起的,而不是环境因素。尽管人们提出了不良的育儿方式、混乱的家庭环境、过度看电视和许多其他诸如此类的原因可能会导致多动症,但并没有证据支持这些理论。不过我们注意到,多动症患者对环境很敏感,也就是说,如果存在父母养育不当、家庭生活混乱等因素,多动症的症状可能更明显,也更有问题。然而,这些因素本身并不会导致多动症。

> 环境因素会加剧已经存在的多动症症状,
> 但生物因素是引起多动症的主要原因。

4. 哪些大脑区域和功能可能受损

简要描述各种神经递质(如多巴胺)、神经生理机制(如血流减少)和大脑前额叶边缘区的神经解剖异常是如何被认为与多动症的表达有关的。一定要指出的是,虽然我们目前对多动症神经生物学的了解是基于大量研究证据得来的,但我们对这一点的理解还远远不够完整,还将继续随着时间的推移而发展。

5. 讨论影响前额皮质的途径

考虑到前额叶边缘异常与多动症有关,问题仍然是它们是如何出现的? 这个问题的提出为我们提供了一个讨论前额叶区域可能受到干扰的多种途径的机会。为了促进讨论,再次引导学生注意讲义2.2,然后说明,对大多数人来说,先天的生物因素,如遗传因素和某些产前和出生时的共病会导致多动症。在一小部分个体中,可能在出生后因大脑损伤、铅中毒和其他后天生物机制而患多动症。

6. 解决多动症的遗传问题

询问学生们的家人中是否有人被诊断患有多动症或有多动症的症状。这通常会引发对有多动症症状的父母、兄弟姐妹和其他亲属的积极描述。有些学生在得知自己的孩子将面临患多动症的风险增加时,可能会表示担忧或苦恼。如果发生这种情况,要让学生放心,风险增加并不意味着他们的孩子会有这种障碍。即使他们的孩子患有多动症,这也是一种可控制的疾病,有很多治疗方法。

7. 鼓励学生分辨多动症信息

指出在互联网和其他媒体上有大量关于多动症的错误信息,因此,批判性阅读和仔细检查来源是很重要的。那些所谓出售多动症"疗法"的网站尤其值得怀疑。因为学生在学期中可能没有时间读完一整本关于多动症的书,所以鼓励他们将来在空闲的时候考虑这样做。信息越准确,证据越充足,就越有可能对治疗多动症有帮助。

8. 关注技术工具

一定要让学生们与小组分享他们认为哪些应用程序对他们的症状最有用。因为并不是所有的应用程序和计算机程序质量都很高,所以提醒学生们要注意筛选自己使用的技术工具。

三、行为策略

1. 开始学习行为策略部分

提醒学生上周的主题是如何获取校园资源。简单检查一下,看看学生对所讨论的资源是否有任何问题,或者有没有学生在上节课以后获得了新的校园资源。也要看看哪些学生记得带了他们正在使用的计划表和待办事项清单。

2. 介绍计划表和待办事项清单

在整个关于计划表和待办事项清单的讨论过程中,请参考讲义2.3和2.4。有些学生在课程开始时就已经在使用其中的一两种工具。如果一些学生已经有了一个适合他们的行为策略,应该给予适时表扬,并邀请他们与小组分享,然后鼓励他们对行为策略进行小改进。许多学生对计划表和待办事项清单感到沮丧,有些学生在过去尝试过,但最终放弃了,也有些学生正在以一种三心二意、无效的方式使用它们。可以向学生们指出,使用计划表时出现障碍和问题是很常见的,可以通过同伴、组长和导师的支持来应对。

3. 不同的人有不同的方式

让每位小组成员描述他们正在使用或尝试过的规划工具类型。让他们评论一下他们喜欢和不喜欢这些规划工具的哪些方面。一定要表扬学生的努力,如果他们抱怨遇到过困难,也要让他们放心,告诉他们可以做出调整,这世上没有"完美"的系统。如果有的话,每个人都会使用它!

4. 决定使用哪种类型的计划表

当学生们分享他们目前的计划表时,优点和缺点自然都会出现。根据我们的经验,纸质的计划表(最好是把每天从早上到晚上划分成时间段)往往是最有帮助的。学生可以很容易地将他们的教学大纲转移到这些计划表上,方法是将他们每周的上课时间隔开(例如使用矩形框出大纲),并在这些上课时间完成学业任务。在计划表中加入课外活动、工作和其他约会之后,很容易就能在一周中找到"空闲时间",这些时间可以用于学习和课堂作业。因为上课期间有时不方便使用手机,所以纸质计划表是一个不错的选择。更重要的一点是,使用书面计划表不会导致分心,查看短信、邮件和社交媒体等易导致分心。然而,纸质计划表的缺点是经常很难保证他们把它一直带在身边。使用电子计划表的优点是对于重复的课程和每周活动,学生可以只设置一次,而不必每次都手动输入。学生还可以设置闹钟来提醒他们上课和参加其他活动。它的缺点是在一个小手机屏幕上查看一整周的情况不那么容易。此外,在课堂上使用电子计划表更加困难,因为教师往往不赞成在课堂上看手机。查看手机或电脑上的计划表时,分心也是一个非常现实的问题。对计划表的选择原则是没有正确或错误的方法,最终选择的应该是最符合特定学生需求的。

5. 讨论更有效地使用计划表的规则

首先介绍"计划表法则":

①一次只制订一个计划表;

②随身携带计划表;

③将所有的约会输入到计划表中。

然后询问小组的反应。大多数学生都承认,一次制订多个计划表会让人感到困惑,如果不把计划表带在身边,就不能查阅或添加计划,仅仅依靠记忆来追踪所有的约会和截止日期也是很困难的。偶尔,学生会声称自己的记忆力很好,不需要把东西写下来。如果出现这种情况,请温和地质疑这种说法。一些调查通常会发现,事实上,任务或事件有时会因为没有把它们写下来而被忘记。

6. 邀请小组分享有用的提示

让小组成员自愿列出他们在自己的计划中使用过的策略。这通常会涵盖大部分建议策略。在需要的时候,补上遗漏的任何技术或策略。需要强调的最重要的一点——如果学生暂时忘记使用计划表,也不应该对自己学着进行时间规划的能力感到沮丧或悲观。如果学生没有持续使用计划表,他们可能会过早地放弃,然后觉得他们"失败了"。我们要将这种经历视为正常现象,并强调新习惯的养成需要时间。如果他们暂停了几天,可以从停止的地方开始,再试一次!提醒他们第 1 周讨论的进度图概念。

7. 使用计划表的提醒

从分享一些如何使用视觉和听觉提醒的例子开始。例如在显眼的门上贴上许多色彩鲜艳的便利贴,以确保完成计划中的事项。或者编程一个设备,在处理该计划表中的其他事情时发出信号。问问学生他们已经使用了什么作为视觉和听觉提醒。学生们经常会分享非常有创意的想法!

8. 让小组成员练习使用计划表

设定这样的期望:所有的学生都应该先尝试他们的计划表,以了解什么可行,什么不可行。承认当他们尝试实施计划表时可能会出现的困难,并要求学生预测他们可能面临的障碍,以便提前准备好应对措施。一个常见的问题是学生们会忘记使用他们的计划表。可能的解决方案包括:

- 养成在日常活动中使用计划表的习惯(例如固定吃饭时间);
- 设置一个闹钟,每天早上和晚上在一个方便的时间检查计划表;
- 坐在走廊里等着上课的时候,回顾并更新他们的计划表内容。

9. 介绍待办事项清单

第二种行为策略是使用待办事项清单。同样,在讨论待办事项清单时,指导学生阅读讲义 2.4。首先,要求学生们描述他们目前正在使用或曾经使用的待办事项清单类型。有些学生会使用待办事项清单,而有些学生则不会,所以你可以转到讨论既然你已经在使用计划表了,为什么还有必要制定待办事项清单。要确保团队成员明白,某些任务更适合计划表,而其他任务更适合待办事项清单。学生们会有很多不同形式的代办事项清单。有的人会为待办事项清单单独准备一个笔记本,有的人会在家里放一块很大的白板,不断对任务清单进行更新,有的人则会使用有待办事项清单功能的应用程序,还有一些人会利用空白页或没用的白纸来书写清单。这些方式都是可行的,但是不要让学生使用单张的散纸,因为它们很容易被乱放然后丢失。与计划表一样,学生应该考虑纸质和电子待办事项清单的优缺点。

10. 解决使用待办事项清单时存在的问题

有些学生可能会拒绝使用待办事项清单,因为查看任务列表会让他们感到焦虑,甚至可能会让他们对自己还没有完成的事情感到内疚。使用适应性思维技巧来探索和挑战可能导致这个问题使学生产生错误信念。建议从另一个角度来考虑这种情况——例如"毕竟,写下来并没有增加你需要做的事情的数量,你只是增加了你实际完成它们的可能性!"除了用适应性思维策略解决问题外,也可以鼓励学生使用放松或正念策略来管理焦虑的想法。还有一种方法是鼓励学生创建一个每日任务清单,对任务数量和内容进行限制,同时制定一个更长的待办事项清单,列出所有正在进行的任务。一些焦虑的学生发现,将待办事项清单限制在未来几天必须完成的任务上,比一份数量众多、涵盖很长一段时间的清单更容易让他们接受。

11. 完成不愉快任务的建议

通过询问学生他们可能回避的任务来引出话题。为了增加被回避的任务被完成的可能性,首先应该对任务进行分析,然后将其分解为具有实际意义的尽可能小的任务。学生可以在待办事项列表上进行这种分解,然后可以将较小的任务作为可操作的步骤转移到计划表上。举个例子,如果一名学生把"写英语课的论文"写在计划表上,这个任务可能会被回避,因为它会让人感觉过于困难。另一方面,如果一名学生抽出 15 分钟在记事本上进行"论文主题头脑风暴",那么他就更有可能进行尝试并成功完成任务。完成最小的任务通常会激励学生继续学习,并完成更大的任务。关键是说服自己开始,即使这意味着只花 5 分钟做不愉快的任务。大多数学生承认,即使是他们非常不喜欢的任务,只做 5 分钟也是可以忍受的。把大任务分解成一系列更容易完成的小任务,就有可能完成更大的任务。

12. 在待办事项列表中优先安排任务

开始讨论时,要求小组成员自愿分享他们自己的待办事项列表,把它们写在一个大的白板上,或发送到投影上展示。学生们通常会有一长串任务清单与小组成员分享,并且通常愿意承认,他们倾向于先尝试最简单的任务,这是他们确定任务优先级的指导原则。许多学生也会承认,有时他们会突然有灵感,在做更重要的事情之前先做一些不太重要的事情——比如打扫宿舍,或者在需要写论文的时候先去一趟杂货店。鼓励小组讨论以这些方式排序的问题所在。利用白板上的列表范本,小组可以帮助学生对任务进行优先级排序。这可以通过多种方式来实现,一些学生喜欢将任务按最低、中等、最高的重要性排序(Safren 等人,2005 年),而另一些学生可能会倾向于使用 Covey(1989 年)的时间管理矩阵(紧急/不紧急、重要/不重要)。还有一些学生提出了他们自己的、创造性的方法来区分任务的优先级。具体的排序规则可以根据学生的个人喜好来决定。

13. 课堂练习

在本节结束时,让学生知道我们鼓励他们在本周创建一个新的待办事项清单,包括上面讨论的许多要点。提醒他们,导师会帮助他们完成这项任务,目标是进步而不是完美! 与使用计划表一样,要对头脑风暴可能出现的困难提前排除障碍。

四、适应性思维

1. 开始适应性思维部分

首先提醒患者第1周所解释的认知疗法一般原则。你可以这样说:"上周我们讨论了思想如何影响感觉和行动。学习适应性思维技巧的目的是增加你对更平衡和现实思维的使用,减少不适应性思维的发生。"回答学生们关于这种方法的遗留问题。回顾小组成员完成第1周课堂练习作业的情况。具体地说,问问他们在过去的一周里是否对自己的想法有了更多的了解。如果是这样,他们的想法是如何影响他们的感觉和行为的?

2. 讨论不同类型的适应不良思维

在讨论适应性不良思维模式时,指导学生阅读讲义2.5。有几种方法来讨论可能发生的不同类型不良适应性思维模式。一个特别有效的方法是一次解决一个问题,从一个简短的描述开始,接着是一个日常生活中的例子,然后要求小组成员从他们自己的经历中提供至少一个额外的例子。一定要探索与每种不良适应思想相关的感受和行为。为了说明这个过程,你可以定义"全或无"思维,举一个日常的例子——"如果我在考试中没有得到 A,我就是一个失败者!",讨论这种思维可能会让学生有什么感觉(例如悲伤、焦虑、恐惧)和行动(例如退出一门课程、停止尝试)。接下来,要求小组成员思考他们进行每种不适应性思维模式的频率,并找出可能给他们带来最大麻烦的不适应性思维类型。

提示:可以使用专业术语"不适应的思维模式",但对一些学生来说,诸如"思维错误"或"认知扭曲"的标签有时会引起更好的共鸣。学生甚至可以选择发明一个对他们有特殊意义的标签,比如"大脑失败"或"思维陷阱",从而增加他们使用适应性思维技术的参与度。

大多数学生喜欢适应性思维部分的内容,并且很容易认同一些不适应的模式。一些学生会突然意识到自己的错误信念,并急切地与小组分享。鉴于短信中缺乏非语言线索,学生们对短信交流的依赖为读心错误提供了一个丰富的领域。许多患有多动症的学生有不适应性思维,其特征是过度乐观,而不是传统的消极思维,这通常为拖延症和糟糕的时间管理奠定了基础。当讨论标签错误时,许多患有多动症的学生提到,他们被别人,有时甚至被自己贴上了"懒惰"的标签。帮助学生质疑这个标签是很重要的!根据我们的经验,患有多动症的大学生往往比同龄人更努力,学习时间更长,但成绩却更差。这不是因为懒惰。

3. 消除适应性思维的障碍

一些学生认为自己思维扭曲是"愚蠢的"。温和地质疑这个标签错误,并提供可供考虑的其他想法。支持这些另类想法的证据可以通过分享真实的个人案例来展示,以证明它们有多普遍。偶尔会有学生声称他们从来没有进行过任何不适应的思考,这样做是"愚蠢的"。这种说法本身就是一种不适应的思维,应该受到质疑(例如"从来没有在你的生活中?""一次都没有?")。不愿承认曾经有过适应不良思维的过程本身就是一个必须解决的潜在严重问题,这样学生才能从 ACCESS 项目中获益。如果问题持续存在,进行后续的适应性思维讨论是很有帮助的,虽然目前没有必要,但未来,在他们发现自己陷入了不适应性思维时可能会被证明是有用的。

4. 介绍 3 栏思维记录表

无论是通过学生的例子,还是在讨论了所有不适应性思维模式之后,都要把学生的注意力吸引到讲义 2.5 底部的思维记录表上。表中 3 栏描述了以下内容:一种情况发生了,这种情况引发了往往是消极和不现实的自动思维,消极的感觉或行为随之而来。选择一个真实的例子(例如"我的教授忽然给我发邮件约我见面,我一定是做错了什么,我真的很害怕和紧张"),然后演示如何使用思维记录表作为工具,学习如何识别适应性不良思维及其与负面情绪和行为的关系。提醒学生,他们将在第 3 周学习如何挑战不适应的想法,并产生更多的适应想法。

5.课堂练习

要求学生使用思维记录表练习分析至少一种消极情绪或行为发生的情况。提醒他们,导师会在他们需要的时候帮助他们。

五、结束小组会谈

在结束课程时,提醒学生们进行课堂练习活动。具体来说,学生将开始使用他们的计划表和待办事项清单,并练习记录思维。提醒他们,尝试这些新活动一开始可能会让人不知所措,但他们不应该感到气馁,因为:

- 他们与其他小组成员一起工作,尝试新的策略,为他们的生活带来积极的改变,这就是他们决定参加 ACCESS 的原因;
- 他们的组长和导师将帮助他们采用这些新策略;
- 他们已经考虑过什么可能会干扰他们练习的努力,并制订了一个计划来克服这些障碍。

第二节 第2周——指导会谈

一、签到

简短地了解一下自上次指导会谈以来学生的最新情况。在签到过程中,重要的是促进融洽关系的建立,让学生以一种舒适的方式进入会话。对大多数学生来说,就校园最近发生的事情或其他感兴趣的话题进行简短而轻松的交谈就足够了。

二、合作的议程设置

这是第1周使用"标准"议程格式,其基本内容将在2~8周保持一致。尽管每周的大纲基本相同,但每周的内容将根据小组会谈的内容和被指导者的需求而有所不同。如果签到的话题能产生更多与学生需求相关的对话,建议将其添加到议程中。

> 导师:"这周我会检查你的 ACCESS 材料并寻问你对校园资源的想法。我们也会在小组里讨论你学到的东西。这周的内容涵盖了多动症的原因、计划表和待办事项清单的使用,以及如何识别不适应的想法。你今天还有什么想讨论的吗?"

> 学生:"听起来不错。我还想谈谈我室友最近发生的一件让我压力很大的事。"

> 导师:"好的,我们会为此留点时间。当我们讨论适应性思维时,这也可能是一个很好的例子。"

三、课堂练习

简单地跟进前一周讨论过的"待办事项"或练习项目。这很重要,有两个原因:

(1)这些练习是治疗的工具,将帮助被指导者改善他们的功能;

(2)适时跟进有助于强化你希望被指导者做出的行为。以下是本次会谈的主要检查项目:

- 学生是否学会了制作计划表和待办事项清单? 这给他们带来好的治疗效果了吗?
- 学生是否考虑过哪些校园资源可能有用? 如果是,有哪些?
- 学生是否带了小组的讲义到指导会谈?

对完成这些任务的学生给予热情和积极的反馈。保持客观中立,不要对没有完成的练习反应过度。鼓励学生根据需求完成练习。

四、讨论在小组中呈现的信息

1. 多动症知识

学生的参与度越高,他们的学习体验就越好。所以,与其说教,不如考虑从以下任何一个问题开始讨论:

- 了解多动症的病因后,你有什么感受?
- 你家里其他人有多动症吗?

- 你对这份材料有什么问题吗？

有时,学生会提出一些个人问题,这些问题超出了导师的专业界限。

学生:"让我给你描述一下我的家庭成员,你能不能告诉我,他们是否患有多动症?"

导师:"我认为这是一个很好的问题,但作为导师,诊断你的家庭成员是否患有多动症不属于我的职责范围。如果你的家庭成员想知道他们是否患有多动症,我可以指导你去找有专业资质的人来解决这个问题。"

2. 行为策略

下面的任何一个问题都可以用于开始这部分指导会谈:

- 你的计划表放在哪里?
- 你如何记得每天使用你的计划表?
- 你更习惯用手机还是纸质计划表?

接下来,回顾这三条规则,确保学生清楚地理解为什么遵守这些规则很重要:

- 只会制订一个计划表;
- 随身携带你的计划表;
- 把每一个约会和任务都写进你的计划表里。

讨论在计划表上记录每件事的重要性:上课、学习时间、与朋友的社交活动、工作、锻炼、生日日期等。把每件事都记录下来可以促进有效的时间管理,方便记住约会。

一些学生可能会告诉他们的导师:"我不需要计划表。我什么都记得。"如果发生这种情况,首先要指出"记住一切"很可能是错误的想法。还要提到的是,在每个学期(甚至在大学毕业后),有的时候时间安排变得更加复杂,或者生活压力更大,导致我们很难记住全部细节。要强调养成使用计划表的习惯是很重要的,这样当有压力的情况出现时,更容易保持条理,专注于重要的任务。最后,一定要讨论开始的重要性,并记住目标是进步,而不是完美。

如果被指导者还没有完成他们的第一个待办事项清单,使用讲义2.7帮助他们完成。在完成任务列表后,鼓励被指导者确定A、B

和 C 优先级任务。

如果学生已经在校园残疾办公室注册,帮助他们安排课程的考试时间。如果没有注册,请让学生在本周内选择一个时间注册。

3. 适应性思维

在本节开始时,请被指导者确定他们最常犯的思维错误类型。重要的是要帮助被指导者认识到,最初有不适应的想法是正常的,每个人在某些时候都会有这种想法。在这些适应性思维技能中,最重要的是在你情绪失控或做出不健康/无成效的决定之前,识别出错误的想法。

> **提示**:提醒学生,不必花时间记住不同类型的不适应性思维的名字。必要的是理解和记住每种不适应性思维的作用。

通过帮助学生完成讲义 2.8,让他们练习使用 3 栏思维记录表。为了便于讨论,请考虑使用以下一个或多个例子:

- 你正步行去上课。你认识的人从你身边走过,连招呼都没打。你对自己说:"他好粗鲁啊!"
- 你在本学期的第一次考试中得了 D。你对自己说:"这门课我要挂了!"

还可以考虑使用被指导者在会谈早期做出的评论的例子。当你这样做的时候,一定不要用批评或评判的语气。

五、结束指导会谈

根据需要检查目标。是否有未完成或需要修改的内容?还有其他的话题吗?这是一个解决之前讨论中没有涉及的话题的机会。

根据需要,回顾并明确你希望学生从现在到下一次指导会谈期间要做的细节,包括:

- 把所有的小组材料带到下一次指导会谈;
- 使用下周的计划表和待办事项清单,并将其带到下一次指导会谈中;
- 至少使用一次思维记录表。

确认下次预约的时间。要求学生写下或设置提醒,并在自己的计划表或日历上模仿类似的行为。

第三节　第2周——小组议程

1. 开始小组会谈

①多动症知识

- 提供准确的、最新的信息,告诉他们什么原因会引起多动症、什么原因不会引起多动症。
- 为获得可靠的多动症信息推荐书籍和在线资源。
- 指出可能有用的手机应用程序和电脑程序。

②行为策略

- 讨论纸质和电子计划表的优缺点。
- 确定要使用的特定计划表。
- 描述如何最大化计划的效率。
- 在待办事项列表中提供分解任务和优先级任务的技巧。

③适应性思维

- 描述常见的不良适应性思维类型。
- 说明消极的想法是如何影响感觉和行为的。
- 讨论如何使用思维记录表策略来帮助识别不适应性思维。

2. 结束小组会谈

- 解决可能出现的任何问题。
- 回顾完成课堂练习作业的细节。

3. 讲义

- 2.1 第2周小组会谈的封面
- 2.2 什么原因导致多动症
- 2.3 使用你的计划表
- 2.4 使用你的待办事项清单
- 2.5 识别不良适应性思维模式

第四节　第2周——小组讲义

讲义 2.1

ACCESS

建立校园联系,促进学生成功。

第2周——小组讲义

- 2.1 第2周小组会谈的封面
- 2.2 什么原因导致多动症
- 2.3 使用你的计划表
- 2.4 使用你的待办事项清单
- 2.5 识别不良适应性思维模式

讲义 2.2

什么原因导致多动症

1. 多动症的神经生物学

- 大脑前额叶边缘区域的神经化学、神经生理学和/或神经解剖学异常。

2. 可能的原因

- 基因。
- 产前和分娩共病。
- 神经系统疾病或损伤。

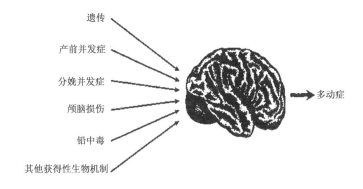

3. 多动症在家族中传播

- 如果孩子有 ADHD,则家人患有多动症的可能性
  - 15%~20%母亲。
  - 25%~30%父亲。
  - 25%兄弟姐妹。
  - 30%~40%异卵双胞胎,70%同卵双胞胎。
- 如果父母患有多动症
  - 孩子 50%。

4. 遗传

- 多动症是由多种基因决定的,而不仅仅是一种基因。
- 这些基因中有许多与多巴胺系统有关。
- 我们对多动症基因的理解还远远不够完整。

讲义 2.3

使用你的计划表

1. 我应该使用哪种类型的计划表

- 纸质计划表。
- 电子计划表。

2. 计划表三定律

- 只有一个计划表。
- 随身携带你的计划表。
- 把每个约会和任务都写进计划表。

3. 使用计划表的提示

- 每天在固定的时间检查和更新你的计划。
- 把课程、工作和个人事项都写在同一个计划表上。
- 每节课都要输入上课时间、考试日期、作业截止日期、学习和完成家庭作业的时间。
- 每周为重复的任务(如洗衣服)设定固定的时间段。
- 把更多的时间安排在需要集中精力的事情上。
- 计划在你最清醒的时候做最难的事。
- 计划在你更累的时候做最容易的事情。
- 把更愉快、更容易的事情安排在更难的事情之后。
- 安排放松的时间。
- 如果你有一段时间忘记使用你的计划表,不要沮丧,只需要尽快重新开始!

4. 使用视觉和听觉提醒来记住约会

- 视觉提示
  - 把便利贴贴在浴室镜子上、前门里面、课堂活页夹上、手机上。

　○ 把便利贴贴在用作日常"提醒板"的白板或布告栏上。

- 声音提醒

　○ 把闹钟或手机闹铃设置为能够使你有足够时间到达需要去的地方的时间(例如约会前15分钟)。

讲义 2.4

使用你的待办事项清单

1. 为什么我需要一个待办事项清单

- 可以提前写下所有的任务。
- 帮助你：
  - 记住事情；
  - 更有效地安排你的时间。
- 一个记录与日期无关信息的地方(因此,不在计划表中)。
- 代替容易丢失的小纸片。

2. 使用待办事项清单

- 一次只有一个待办事项清单。
- 将大任务分解为若干容易完成的小任务。
- 任务完成后划掉。
- 在每天的开始和结束时回顾和修改你的清单。
- 当列表变得混乱时,将未完成的任务重新复制到新的列表中。

3. 优先级的任务

- 根据紧急程度、截止日期,以及短期和长期目标来确定优先级。
- 先做最重要的任务。
- 制作完待办事项清单后,给每一项任务分配 A、B、C 等级：
  - A:最重要的、今天或明天需要做的事；
  - B:中等重要的、需要马上开始；
  - C:最不重要的、可能很容易,但不是关键。
- 把所有 A 任务放在 B 任务之前,把所有 B 任务放在 C 任务之前。

讲义 2.5

识别不良适应性思维模式

适应性思维的目标 = 现实的、积极的思维

- 全或无思维:看事物的方式非黑即白。例如,你的表现不够完美,你会认为这是一次彻底的失败。

- 急于下结论:即使没有令人信服的事实支持你的结论,你也做出了消极的解释。
  - 读心术:你武断地认为别人对你的反应是消极的。
  - 预知:你预计事情会变得很糟糕。

- 过度概括:你把单一的负面事件看作是永无止境模式的一部分。

- 灾难化:你期待极端的后果和结果。

- "应该"表述:你试着用"应该"和"不应该"来激励自己,好像在你被期望做任何事情之前,你需要受到惩罚。

- 过滤:你挑出一个消极的细节,并专注于它,忽略其他积极的方面。

- 否定积极的东西:你拒绝积极的经历,坚持认为它们因为各种原因"不算数"。

- 贴标签:过度概括的一种极端形式。你给自己或他人贴上了广泛的负面标签。

- 个人化:你把消极事件看作是你自己或他人的一些消极特征象征,或者你为不是做错的事情承担责任。

- 情感推理:你假设你的负面情绪必然反映了事情的真实情况:"我感觉到了,所以这一定是真的。"

思维记录

场景	自动思维	情绪或行为

第五节　第 2 周——指导议程

1. 签到

2. 合作的议程设置

3. 回顾会谈之间的实践

4. 讨论在小组中呈现的信息

5. 结束指导会谈

6. 讲义

- 2.6 第 2 周指导会谈的封面
- 2.7 待办事项列表
- 2.8 思维记录

第六节　第2周——指导讲义

讲义2.6

ACCESS

建立校园联系,促进学生成功。

第2周——指导讲义

- 2.6 第2周指导会谈的封面
- 2.7 待办事项列表
- 2.8 思维记录

讲义 2.7

待办事项列表

优先级评级	待办事项	目标完成日期	实际完成日期

优先级评级

A:最重要的、今天或明天需要做的事；

B:中等重要的、需要马上开始；

C:最不重要的、可能很容易,但不是关键。

讲义 2.8

思维记录

场景	自动思维	情绪或行为

常见的不良适应性思维模式

- 非黑即白的思维模式。

- 妄下结论。

- 读心术。

- 预知未来。

- 过分概括。

- 小题大做。

- "应该"表述。

- 心理过滤。

- 否定积极因素。

- 标签化。

- 个性化。

- 情绪推理。

第五章 活动阶段——第 3 周

提出活动阶段第 3 周的分组指导内容。在小组会谈中,学生们会获得关于多动症的 DSM-5 标准和多动症综合评估的组成部分信息。接下来,将提供关于使用组织技巧和时间管理策略的详细指导。以小组成员参与一次关于拖延的原因和控制拖延倾向方法的互动对话为例,并引入一种重要的新适应性思维技能,小组成员将接受如何挑战不适应性思维模式的逐步指导。在指导期间,导师会让学生详细回顾他们过去一周使用计划和待办事项清单的情况。导师还会回顾在小组中展示的新信息,以确保学生理解并讨论新的行为策略和适应性思维技能的实施。根据需要,导师监督、支持并提供指导,以完善学生对之前学习的行为策略和适应性思维技能的使用。

第一节 第 3 周——小组会谈

一、开始小组会谈

问学生们现在是否有什么一般性的问题想问。在时间允许的情况下回答这些问题。如果讨论时间过长,建议学生会谈之后向导师进一步请教。

二、多动症知识

1. 开始知识部分

简要回顾第 2 周会谈中所涵盖的多动症知识,并询问学生们是否出现了任何问题。在回答了这些问题并处理了其他遗留问题之后,过渡到新的多动症知识内容,即对多动症的评估。引导学生阅读讲义3.2,了解本主题的概述。

2. 多动症的评价

首先告诉学生们,目前没有任何一种简单的测试可以确定一个人是否患有多动症。相反,多动症的评估和诊断是通过收集个人当前和过去功能信息来确定是否符合 DSM-5 中所概述的多动症标准的。因为大多数学生不熟悉多动症的诊断是如何确定的,所以要对必须满足的 5 个标准做一个简要总结,注意:

- 从注意力不集中或多动冲动列表中选取的 5 种或 5 种以上症状必须出现发育到不适当的程度;
- 多动症症状必须在 12 岁之前出现;
- 多动症症状一定与日常生活功能障碍有关;
- 至少在两种情况下必须有明显的功能损害;
- 症状和损伤不能用另一种精神健康或医疗状况更好地解释。

非常重要的一点是,这些标准的存在是有原因的——尽管很多人可能满足其中的一两个标准,但很少有人能满足上面列出的所有标准。这有助于解释为什么有些人可能认为自己患有多动症,但实际上他们没有。这也有助于强调,即只有当一个人的临床表现明显偏离同龄人的预期时,才会做出多动症诊断。

这些信息对于那些经常听到别人说"我从未被诊断出患有多动症,但我知道我患有多动症"这样的话的人来说是非常有效的。从别人那里听到这样的陈述可能会导致对自己的诊断产生怀疑,因为似乎"每个人都患有多动症"。因此,提供关于多动症是如何被准确诊断的信息重申了一个事实,即多动症是一个有效的诊断,这是通过系统、仔细的方式进行评估的。

提醒学生,症状表现因人而异,如第 1 周所述。有些人可能主要表现出注意力不集中的症状,因此会被诊断为多动症。而另一些人可能表现出注意力不集中和多动冲动症状的组合,因此诊断为多动症组合表现是更加合适的。认识到这种临床表现上的差异是很重要的,因为它们可能与共同发生临床条件的不同模式、治疗类型和预后相关。

承认在评估多动症的方法上有很大可变性，并且这些方法中的许多可能导致错误的诊断结论。指出评估多动症的"黄金标准"是一个多信息者、多方法的评估方法，以确保诊断的准确性。也就是说，应该尽可能多地从多个信息提供者那里收集信息（例如，孩子的父母和老师，或者成年人的父母、配偶或朋友）。还应使用多种类型的评估措施收集信息。例如，应该通过访谈和评分量表来收集信息。学校记录也可以提供有用的信息。综合起来，这些信息描绘了一个人当前和过去功能的更完整画面，因此不仅可以更准确地确定多动症，还可以确定其共同出现的特征。

向小组成员解释，知道什么构成了对多动症的全面评估，不仅对他们自己有帮助，对询问他们如何诊断多动症的朋友或家人也有帮助。通过了解情况，他们可以成为进行高质量、全面的多动症评估卫生保健工作者。

提示：一些小组成员可能会对自己是如何被诊断出患有多动症的表示担忧。如果出现这个问题，可以提醒学生，虽然多方法评估是多动症评估的"黄金标准"，但不经过这个过程也可以得到多动症的有效诊断。根据需要，可以让学生了解当地的卫生保健工作者，以进行全面的多信息者、多方法评估。

三、行为策略

1. 开始行为策略部分

课堂练习时对学生进行简单的检查。学生们被要求开始或继续使用计划表以及待办事项清单。鼓励学生分享他们在使用计划表和待办事项清单时所经历的成功及挑战或障碍。如果时间允许，花几分钟时间就如何处理学生遇到的任何问题提出建议。如果这讨论时间过长，建议学生会谈后去找他们的导师，课堂练习时间要进行更多的讨论。如果有些学生没有尝试课堂练习，鼓励他们本周试一次。根据需要，提醒学生们，目标是进步，而不是完美。对于那些从未使用过计划表的人来说,即使在一周的课程中只使用一次计划表也是一种进步。

接下来,介绍今天的行为策略:应对拖延症和组织管理技巧。这里需要注意的是,组织管理包括时间的管理、材料的管理和家庭环境的管理等很多类型。提醒学生,他们将被要求选择至少一种技巧在课堂练习时实施,这样他们就可以思考哪些策略可能对他们最有帮助。

2. 应对拖延症

提醒学生在小组会谈的这部分使用讲义3.3。这个讨论的最初目标是鼓励学生反思拖延症的常见原因,并找出导致自己拖延症的因素。这反过来将有助于引导学生选择策略来帮助应对拖延症。一般来说,学生很快就会承认自己在与拖延症作斗争,并愿意讨论如何处理这个常见的困难。通过指出"每个人都有拖延的时候",让他们的经历正常化是有帮助的。同时,鼓励学生识别拖延症的主要缺点,以强调应对拖延倾向的重要性。这些缺点包括随着截止日期的临近而增加压力、回顾检查和发现错误的时间变少,以及错过截止日期的可能性增加。接下来,让学生们列出人们拖延的原因。常见的原因包括想做一些更有趣的事情、感到不知所措或不确定从哪里开始、被其他任务分散了注意力,或者决定等自己感觉"有灵感"或"准备好了"再做。"在学生找出拖延症的原因后,与他们讨论哪些策略或技巧可能有助于解决他们的拖延症。"例如,如果有人拖延是因为他们想做更有趣的事情,他们可能会把有趣的活动作为开始他们逃避任务的"奖励"。因此,他们可能会设定一个目标,在完成更有趣的任务之前,先做这个任务45分钟,这为他们完成工作提供了即时的强化。相比之下,为了控制"不知所措的感觉",把任务分解成更小的步骤可能会更有帮助,这样就不会让人感到那么不知所措或厌恶。

另一种可能的方法是识别潜在的不适应性思维模式。然后,学生可以使用适应性思维技巧(稍后将详细讨论)来挑战导致拖延的反效果思维。学生们经常描述"感觉不知所措",这在讨论拖延症时经常出现,所以要准备好回答这个问题。为了帮助学生更好地理解和处理拖延症,应使用适应性思维策略。首先指出,从技术上讲,"不知所措"不是一种情绪,它是高度压力的标志,这通常与焦虑或担心的感觉有关。此外,"感觉不知所措"的经历可以标志着一些想法或信念的存在,比如"我做不到""我承受不了""我永远也做不到",甚至"这将会很无聊、令人沮丧或不愉快"。学生普遍反映,当面对大型项目或长期论文时,他们会拖延。这可能反映出他们不确定从哪里开始,或者感到压力或焦虑。为了帮助应对这种拖延症,鼓励学生将大任务分解成更小、更容易完成的部分。如果不适应的想法是导致拖延的原因(例如,等待"灵感"或"准备好了"),敦促学生考虑这是"有用的"还是"无益的"想法。这通常有助于学生认识到,这种思维方式往往会导致他们等到最后一分钟才开始任务,而随着截止日期的临近,这反过来又增加了压力,降低了他们的工作质量。

如果学生报告拖延是因为他们被其他任务分散了注意力,延迟分散注意力是一个很好的方法。这个技巧将在后面的课程中详细讨论,它可以帮助学生快速概述开始解决拖延症的过程。简单地说,这个技巧是让学生在做一项任务的时候把笔记本放在手边。当学生有做其他事情的冲动时,把分散他们注意力的事情写下来,然后在当前的任务完成后再回来做。这可以帮助学生避免从一个任务跳到另一个任务,最后什么也没完成。

3. 组织管理技术

为了便于讨论组织管理技巧,请引导学生注意讲义 3.4。请记住,某些组织主题的相关性在小组成员之间可能会有所不同。例如,大学生涯较长的学生和即将毕业的学生可能对讨论财务管理特别感兴趣,而大学一年级的学生可能会觉得这个话题不太相关。因此,没有必要在下面的每个组织主题上花费同样多的时间。相反,调整每个部分的时间,以满足小组会谈的需要。

提示: 为了鼓励小组讨论,避免仅仅向学生"教授"组织技巧,请学生讨论他们已经使用过的策略,或他们认为有帮助的技巧。

4. 组织管理时间

向学生介绍提高时间意识的技巧。注意,有研究证据表明,患有多动症的人可能在规划时间方面有更大的困难。因此,使用提高时间意识的策略可以帮助学生准时赴约、参加社交活动和上课。也要鼓励学生开始观察他们完成任务所花的时间。这种意识可以帮助学生更有效地使用他们的计划表,因为他们将能够更准确地为任务分配时间。讨论准时赴约和上课的技巧。一些有用的技巧包括计划提前到达、设置提醒或闹钟在出发时间响起、计算从一个地方到另一个地方需要多长时间。此外,戴手表或把时钟放在视线清晰的地方也是提高时间意识的重要方法。

5. 组织管理材料和电子邮件

鼓励学生讨论他们目前是如何组织课堂材料的,并开始讨论如何提高组织能力。其中一种方法是为每节课创建一个活页夹或文件夹,里面可以存放课堂笔记、教学大纲、作业指导等。这可以是一个实体的活页夹,也可以是他们电脑上的电子文件夹。这个想法是把所有的课程材料放在一个地方,而不是把笔记分散在多个地方(例如塞进课本,或者和其他课程的笔记混在一起)。

6. 组织管理家里的环境

这里的重点是要强调保持个人空间的条理性和整洁性的好处。潜在的方法包括设立一个存放物品的地方,指定一个特定的区域来放置特别重要的物品(例如,把钥匙放在厨房柜台上的碗里)。安排一个固定的时间来完成家务是鼓励有条理的另一种方法。

7. 组织管理财务状况

对多动症患者来说,管理个人财务非常困难。健忘会影响按时支付账单;冲动可能导致不必要和过度的消费;计划和组织方面的问题可能会阻碍有效的预算。指导学生复习讲义上列出的一些财务管理策略,比如设置自动账单支付,使用电子表格或应用程序创建每月预算,或者让信任的家庭成员帮助管理财务。这种关于财务的讨论可能会导致学生对财务管理感到焦虑或担忧,尤其是对那些还没有太多财务管理经验的学生来说。在这种情况下,讨论诸如什么是信用、信用的用途,以及如何建立良好的信用等话题可能会特别有帮助。虽然理财这一一般性话题对一些学生来说可能并不直接相关,但提高他们对这些财务问题的意识有助于他们为未来做准备,因为他们最终将自己承担起这一责任。

提示:为了让学生们参与进来,让他们头脑风暴一下多动症的症状是如何妨碍他们应对自己疾病的。学生们通常都很喜欢这项活动,这为讨论处理这些问题的技巧奠定了基础。

8. 课堂练习

为了结束本部分,请学生选择至少一种组织技巧作为课堂练习。让学生说出他们想要尝试的技巧,并提醒他们导师将会检查他们的成果。

四、适应性思维

1. 开始适应性思维部分

简单提醒学生上周适应性思维讨论的主题——不良适应性思维模式。作为课堂练习的一部分,学生们被要求完成一张3栏思维记录表。询问使用这种方法的经验,并在需要时给予鼓励和支持。接下来,告诉学生们今天的主题是挑战不良适应性思维模式,并使用6栏思维记录表。

2. 挑战不良适应性思维模式

引导学生注意讲义3.5,它提供了一个问题列表,帮助挑战不良适应性思维模式。告诉学生,用这些问题来挑战他们的不良适应性思维将有助于降低他们对不良适应性思维的信念强度,并有助于减少与这些思维相关的负面情绪。还要强调,额外的栏目设计是为了系统地帮助学生学习如何用适应性思维取代不良适应性思维,从而产生更多积极的感受和更适应的行为。通过一个例子来学习通常是传授这类材料的最佳方式,因为它为学生提供了一个观察挑战不良适应性思维过程的机会。小组组长可以选择使用一个假设的例子,也可以参考之前小组会谈中提供的例子。或者,小组组长可以要求一名志愿者愿意让小组使用他们的会谈间歇练习作为例子。使用学生提供的真实例子可能会特别有影响力。然而,小组组长应该敏感地认识到,讨论适应性不良思维可能是一场情绪化的讨论。如果小组组长担心有学生可能会因为不舒服而不愿与小组讨论自己的想法,就应该避免强迫学生进行分享。

指导学生通过使用讲义上列出的问题来挑战一个不良适应性思维模式的例子,并完成一张6栏的思维记录表。使用白板或智能板直观地显示问题和答案,让所有小组成员都能看到。此外,鼓励学生提出尽可能多的答案,以增加参与度。根据具体情况,有些问题可能比其他问题更有帮助。例如,可能发生的最坏情况是什么?我能挺过去吗?能发生的最好的事情是什么?最现实的结果是什么?这些问题可以特别适合挑战"灾难化"的想法,比如"我考试要挂科了"。

提示:提醒大家,有些想法并不一定会反映现实。无用的想法应该被检验和挑战——它们往往是不真实或扭曲事实的。

3. 产生替代的想法

利用质疑不适应想法的过程,为产生其他想法提供信息,这些想法比不适应的想法更现实,通常也更积极。例如,如果适应不良的想法是"我要考试不及格了",那么另一种想法可以是,"这次考试我可能拿不到我想要的分数,但我不太可能不及格,因为我一直在为此学习。"

4. 相信程度

接下来,演示对不同想法的相信程度进行评级。这是非常重要的一步,因为如果你对产生的替代想法没有信心,你就不太可能在你的情绪或行动中体验到想要的变化。请小组成员估计对替代想法的相信程度。大多数学生认为他们对替代想法的相信程度低于100%。

向小组保证这是正常的——我们不期望任何人会立即完全相信这些想法,特别是当他们第一次经历这个过程时。相反,我们的目标是随着时间的推移,增加对其他想法的相信程度。当学生收集到更多的证据来支持这些替代想法时,他们的相信程度就会增加,而这将与更多积极的情绪和适应行为相关联。

5. 确定新的感觉和行为

最后,要求学生列出可能与替代想法相关的情绪或行为。这再次强调想法、感觉和行为之间的联系。

6. 课堂练习

要求学生使用 6 栏技巧练习分析至少一种消极情绪或行为发生的情况。提醒他们,他们的导师会在他们需要的时候帮助他们。

五、结束小组会谈

为学生提供课堂练习作业的快速总结,包括使用至少一种新的组织技巧和完成一张 6 栏的思想记录表。鼓励学生记住,他们的导师将通过检查课堂练习和排除可能出现的问题或障碍来提供支持。

第二节　第 3 周——指导会谈

一、签到

了解自上次指导会谈以来学生的最新情况。记得在见每个学生之前回顾一下你的个人笔记,以确保你能回忆起与他们相关和重要的个人信息。这种个人联系将增加学生参与指导的愿望,并创建一个反馈循环,鼓励学生坚持在课堂进行练习。

二、合作的议程设置

简要概述会议的内容和大纲,包括会议间练习的检查和回顾第 3

周小组会谈的材料,讨论多动症的评估、组织策略和挑战不良适应性思维模式的新策略。如果签到的话题似乎能产生更多与学生需求相关的对话,建议将其添加到议程中。

三、回顾课堂练习

简要地跟进前一周讨论过的所有练习项目。对于本次会议,特别有助益的是:

- 学生是否将活动和任务填写到计划表中?
- 学生是否练习了3栏适应性思维表?
- 学生是否把小组讲义到指导会谈中?

对完成这些任务的同学给予热情和积极的反馈。保持中立和客观,不要对没有完成的练习做出过度消极的反应。但是,可以选择让学生在下周继续重要的练习。一定要在总结时提醒他们这一点。

四、讨论在小组中呈现的信息

1. 多动症知识

简要讨论在小组会谈中讨论的 DSM-5 标准和评估过程。为方便讨论,可考虑提出的问题包括:

- 对多动症的评估,你感兴趣的是什么?
- 有什么让你惊讶的事情吗?
- 被诊断为多动症时,你有什么反应?

与学生讨论未来的评估需求。可能需要额外的评估来处理各种情况,包括调整治疗方案、日常生活困难的加剧、抑郁症的发作或其他同时发生的心理问题,重要的过渡阶段(比如读研)。

2. 行为策略

回顾至少两个与学生最相关的方面的组织管理策略。管理课堂材料和财务方面的困难尤其普遍。如果时间允许,还可以讨论其他组织策略。

考虑使用以下提示来开始工作:

- 有几种行为策略可以用来组织管理时间、课堂材料和容易丢失的物品。这些想法中哪一个对你最有用？你需要在哪些方面努力？

3. 管理时间

多动症患者通常很难有效地管理自己的时间。通过实践时间管理策略，帮助学生更好地管理时间。根据与被指导者的关系，可以态度温和地针对他们的迟到历史以及迟到的现实后果展开讨论。被指导者会发现，记录他们到达某个地方或完成某些例行任务所需的时间是很有帮助的。这些信息可以用来在他们的计划表中更好地计划和安排任务！

4. 管理材料

这里有一些潜在的问题，可以帮助我们开始关于管理课堂材料的讨论。

- 你通常是如何管理课堂材料的？
- 哪些方面对你来说比较困难？

大多数学生都需要在管理他们的课堂材料上得到指导。因此，管理课堂材料可能是被指导者选择进行进一步讨论的技能。讨论在每学期开始时将课程大纲中所有重要的日期写进计划中。如果学生本学期还没有完成这项任务，可以考虑将其作为本周的指定任务。提醒学生保持做事的条理会使学习变得更容易。讨论整理课堂材料的方法，比如为每节课准备单独的活页夹，在笔记本电脑上整理电子文件夹。一些学生可能会表示，在他们已经很忙的情况下，又要花更多的时间来整理，这让他们感到不知所措。讨论他们现有方法的优点和缺点，以明确哪些方面需要改进。

学生："我不想改变我的管理方法，因为这学期已经过半了，我现在没时间处理这件事。"

导师："我明白，感觉你需要做的事情太多了。使用你现在的方法会更容易，但从长远来看它会对你的时间管理造成什么样的影响呢？"

学生："我确实花了大量的时间试图理清我需要做什么作业以及它们的截止日期。这种不知所措的状态让我压力很大，有时我会在没有意识到的情况下错过截止日期。"

导师："从小事开始，比如拿出你的教学大纲，把所有即将截止的作业都写在你的计划表上，把这当成第一步可以吗？也许你可以在数学课和生物课之间的一个小时里做这件事，因为课前你总是喜欢坐在大厅里的长凳上。"

5. 管理文件

可以考虑问以下问题：

- 你如何记住你需要的东西，如账单、邮件、医疗报告或学校相关文件？
- 你的电脑、笔记本电脑或手机上的文件是如何管理的？

讨论学生管理重要文件的策略，如账单和学校文件。许多人会使用无纸化账单，所以一定要讨论如何管理电子文件和电子邮件。

6. 管理家里的物品

以下是一些建议，可以帮助学生讨论如何记住家里的东西放在哪里：

- 你容易放错的物品是什么？手机、钱包、身份证和钥匙都很容易被放错地方。
- 你用什么方法来记住这些物品都放在哪里？

许多学生担心会丢失物品，如手机、钥匙、学生证、钱包等。帮助学生建立追踪重要物品的策略。为所有重要的物品找到"归宿"是记住物品位置的有效方法。例如，许多学生会在门边挂一个钩子来挂钥匙。提醒学生养成一回家或用完物品就把它们收起来的习惯。这是一个很好的机会来讨论如何使用计划表来帮助安排日常生活任务，比如洗衣、吃饭等。

提示：请记住，许多大学生可能住在校园宿舍里，因此整理个人物品的选择较少。

7. 管理财务状况

考虑使用下面的问题作为讨论财务的一部分：

- 你有记录花销的习惯吗？如果有，你是怎么记录的？
- 你是否会拖欠账单？
- 你喜欢冲动购物吗？
- 你有省钱的计划吗？

一些学生可能在管理财务方面需要别人的帮助。制定预算可以帮助学生追踪和管理他们的资金。许多学生对"冲动消费"表示担忧。探究学生的冲动消费类型，讨论限制不必要消费的策略。用现金代替信用卡或借记卡是控制个人支出非常有用的方式。还需要讨论留意债务情况（例如学生贷款）的重要性，了解信用评分，以及及时支付账单的策略。你也可以尝试使用应用程序来保持预算和控制支出。

8. 适应性思维

在本节开始时，引导学生汇报他们对适应性思维技能的使用情况。查看在课堂练习时写下的思维记录，并根据需求提供建议。他们能识别现实情况、想法和感受吗？如果学生没有完成记录，请在课程中完成。试着使用学生在会谈中表达过的想法。例如，在制定组织管理策略的过程中，他们很有可能表达了一种不适应环境的想法（例如，"我永远都记不住这些东西""我失去了一切""计划表根本不适合我"）。

使用学生的课堂练习示例，完成讲义3.7，它给出了一张3栏的思想记录表。帮助学生填写剩余的空栏，指导他们如何挑战他们最初的不良适应性想法，并将其替换为更现实的、通常不那么令人不安的想法。接下来，引导他们评估他们对另一种想法的信任程度，并识别新的感觉或行为。

如果时间允许，请使用以下一个或多个假设的例子，让学生使用完整的6栏思维记录方法进行练习：

- 你明天有考试，你现在才抽出时间来学习。你对自己说："我要失败了!"

- 你刚刚意识到你忘记上交你的助学金申请材料了。你对自己说:"这个学期我不能去上学了——我什么事都做不好。"

通常,一个不良适应性想法会导致另一个不良适应性想法的出现。在上面的第二个例子中,帮助学生认识,在对第一部分的想法(不能去上学了)下结论之前,他们可以简单地调整想法——"这可能会影响到我上课,但我首先需要知道这对这个学期意味着什么,以及我有什么其他的选择。"改变第一部分的想法可能会阻止第二部分(永远不会有任何成就)。再次,帮助学生明白,即使第一部分的想法是正确的,这并不意味着第二部分也是对的——"如果我这学期没法去上课,我可以做一些像工作、实习之类的事,帮助我朝着未来更大的目标努力。"我的道路可能会改变,但我仍然有一个光明的未来。"一些学生可能很容易识别扭曲的想法,但很难想出替代想法。适应性思维不一定是认知扭曲的正面或完全相反的思维,它只是更现实。

五、结束指导会谈

根据需要检查目标。有什么已经完成或需要修改的吗？还有其他的话题吗？讨论先前讨论中没有涉及的话题。

根据需要,回顾并明确你希望学生从现在到下一次指导会谈期间要做的细节,包括:

- 把所有的小组材料带到下一次指导会谈;
- 在课堂上带一个笔记本或活页夹,这样导师就可以看到并帮助制定组织策略(以及在第4节课之前做笔记)。要求学生把教学大纲中所有主要的截止日期都写进计划里。如果学生在某门课上遇到困难,请他们把这门课的材料带来。
- 练习6栏思维记录表,至少记录一个不适应性思维的例子。

确认下次预约的日期和时间。要求学生写下或设置提醒,并在自己的计划表或日历上模仿类似的行为。

第三节 第3周——小组议程

1. 开始小组会谈

①多动症知识

- 介绍有关多动症的评估信息。
- 强调多方法评估的重要性。

②行为策略

- 讨论拖延症和处理拖延症的技巧。
- 提出并讨论时间管理的策略。
- 提出并讨论课堂材料管理的策略。
- 提出并讨论家中物品的管理和完成家务的策略。
- 提出并讨论财务管理的策略。

③适应性思维能力

- 要求小组成员找出不良适应性思维的例子。
- 讨论如何挑战自动思维。
- 提出并讨论有助于挑战不良适应性思维的问题。
- 通过用一张6栏思维记录表来挑战不良适应性思维。

2. 结束小组会谈

- 解决可能出现的任何问题。
- 回顾完成课堂练习作业的细节。

3. 讲义

- 3.1 第3周小组会谈的封面
- 3.2 多动症的评估
- 3.3 解决拖延症
- 3.4 学会组织管理
- 3.5 挑战不良适应性思维

第四节　第3周——小组讲义

讲义3.1

ACCESS

建立校园联系,促进学生成功。

第3周——小组讲义

- 3.1 第3周小组会谈的封面
- 3.2 多动症的评估
- 3.3 解决拖延症
- 3.4 学会组织管理
- 3.5 挑战不良适应性思维

讲义 3.2

多动症的评估

1. 诊断标准

- 5 个或更多的症状(注意力不集中或多动–冲动)出现在与发育水平不一致的程度上。
- 12 岁前出现症状。
- 某些由症状引起的损害可在 2 种或 2 种以上的情况下发生。
- 学术、职业或社会功能障碍的证据。
- 这些症状不能用其他条件解释。

2. 多动症表现

- 组合表现。
- 主要表现为注意力不集中。
- 主要表现为多动或冲动。
- 其他特定的多动症或未特定的多动症。
- 部分缓解。

3. 影响多动症评估的因素

- 坚持诊断标准 VS 只计算症状。
- 多动症的症状和功能损害因环境而异。
- 多动症影响多个功能领域。
- 类似多动症症状的其他情况:
  ○ 注意力不集中可能是由抑郁、焦虑、学习障碍、精神病、创伤引起的;
  ○ 多动冲动可能是由焦虑、躁郁症、抽动障碍、边缘型人格障碍引起的。

4. 多方法评估策略是最佳选择

- 多个信息提供者或来源(例如自我报告和他人报告)。
- 对每个信息者或消息来源采用多种测量方式(例如面谈、评分量表、记录)。

讲义 3.3

解决拖延症

	积极	消极
短期	去做些其他事 减少焦虑	任务没有取得进展 感到内疚或焦虑
长期	无	增加了压力 为了工作不得不放弃其他事情(睡眠、自我照顾、和朋友在一起的时间等) 不能把工作做到最好 有完不成任务的风险

- 了解拖延的原因,这样你就能解决潜在的问题(焦虑、某个任务太困难了、等待灵感等)。
- 想想其他在 ACCESS 项目中可以帮助解决拖延症的方法(使用计划表、制定待办事项清单、分解任务、改变想法等)。
- 做积极的变化(但要意识到改变习惯是需要时间的)。

讲义 3.4

学会组织管理

1. 时间管理

- 增强时间观念
  - 戴手表;把钟放在视线清晰的地方。
  - 计算每天的任务实际花费时间。
  - 帮助提高估计时间的能力。
- 准时
  - 计算去上课或上班真正需要多长时间。
  - 使用视觉或听觉提醒来辅助我们准时出发。
  - 提早到达——提供时间上的"缓冲"。
  - 需要上早课时——和一位能监督你出勤的朋友一起上课。
- 睡觉前设闹钟
  - 设置多个闹钟。
  - 设置一个需要下床才能关掉的闹钟。

2. 课堂材料管理

- 考虑为每门课准备一个单独的活页夹
- 考虑为每门课创建电子文件夹
- 类活页夹或文件夹应包括:
  - 教学大纲;
  - 作业指导;
  - 课堂和阅读笔记;
  - 讲义和补充材料。
- 定期检查和清理活页夹或文件夹

3. 整理文件和邮件

- 建立重要文件的归档制度
  - 越简单越好。
  - 只保留重要的物品。
- 管理"电子文件"
  - 在邮件收件箱中创建文件夹。

○ 创建标签。
- 为需要处理的重要文件创建一个指定位置

4. 管理你的家

- 有条理的环境有助于：
  ○ 保持秩序感；
  ○ 最大限度地减少干扰。
- 为了避免丢东西：
  ○ 为重要的物品设定一个特定的位置，例如在门边放一个篮子或碗用来放钥匙；
  ○ 一到家就把物品放在指定的地方；
  ○ 对于随身携带的物品，在背包/包/钱包中指定一个特定的位置。
- 家务
  ○ 考虑安排定期的家务时间(例如每周日下午洗衣服)。
  ○ 让家务变得更有趣，例如播放音乐；叠衣服的时候看电视；和室友一起完成家务。

5. 财务状况管理

- 账单
  ○ 放在指定的位置或文件夹。
- 考虑建立网上银行和自动账单支付
  ○ 减少忘记付款的风险。
  ○ 确保你的账户有足够的资金支付。
- 避免冲动购物，用现金而不是信用卡
  ○ 使用现金有助于提高消费意识。
- 考虑制定月度预算
  ○ 许多应用程序都可以帮助追踪消费。
- 保持良好的信用评分
  ○ 按时支付账单。
  ○ 减少债务。
  ○ 检查你的信用报告是否有错误。
- 充分了解经济援助/学生贷款的条款
- 考虑向值得信赖的家庭成员咨询，帮助管理财务

讲义 3.5

挑战不良适应性思维

1. 不良适应性思维的类型

- 非黑即白的思维模式。
- 妄下结论。
- 读心术。
- 预知未来。
- 过分概括。
- 小题大做。
- "应该"表述。
- 心理过滤。
- 否定积极因素。
- 标签化。
- 个性化。
- 情绪推理。

2. 帮助你挑战不良适应性思维模式的问题

(1) 有什么证据能证明自动思维是正确的呢？
有什么证据能证明自动思维是错误的？

(2) 还有别的解释吗？

(3) 可能发生的最坏情况是什么？我能熬过去吗？
最好的结果是什么？
最现实的结果是什么？

(4) 相信自动思维的结果是什么？
改变我的想法会有什么影响？

(5) 如果一个朋友在这种情况下有这样的想法,我会告诉他什么？

扩展思维记录

场景	自动思维	情绪或行为	替代想法	对替代想法的信任程度	新的情绪或行为

第五节　第3周——指导议程

1. 签到

2. 合作的议程设置

3. 复习课堂练习

4. 讨论在小组中呈现的信息

5. 结束指导会谈

6. 讲义

- 3.6　第3周指导会谈的封面
- 3.7　挑战不良适应性思维——个人实践

第六节 第3周——指导讲义

讲义 3.6

ACCESS

建立校园联系,促进学生成功。

第 3 周——指导讲义

- 3.6 第 3 周指导会谈的封面
- 3.7 挑战不良适应性思维——个人实践

讲义 3.7

挑战不良适应性思维——个人实践

场景	自动思维	情绪或行为	替代想法	对替代想法的信任程度	新的情绪或行为

1. 不良适应性思维的类型

- 非黑即白的思维模式。
- 妄下结论。
- 读心术。
- 预知未来。
- 过分概括。
- 小题大做。
- "应该"表述。
- 心理过滤。
- 否定积极因素。
- 标签化。
- 个性化。
- 情绪推理。

2. 帮助你挑战自动思维的问题

(1) 有什么证据能证明自动思维是正确的？
有什么证据能证明自动思维是错误的？

（2）还有别的解释吗？

（3）可能发生的最坏情况是什么？我能熬过去吗？

　　最好的结果是什么？

　　最现实的结果是什么？

（4）相信自动思维的结果是什么？

　　改变我的想法会有什么影响？

（5）如果一位朋友在这种情况下有这样的想法，我会告诉他什么？

第六章 活动阶段——第4周

ACCESS 项目活动阶段的第 4 周主要关注与多动症对大学学习成绩影响相关的治疗问题。在小组会谈中,组长让学生讨论多动症及其相关特征影响学习成绩的过程。接下来,小组成员接受使用行为策略的指导,以帮助提高学习成绩,包括选课和排课的策略、上课时保持注意力的方法,以及记笔记的技巧。最后,指导使用适应性思维技能来应对与学习成绩相关的消极思想。导师在会谈开始时,会回顾学生对之前学到的行为策略和适应性思维技能的持续使用情况;根据需要提供建议,帮助学生克服实施过程中的困难。导师还会回顾和澄清小组讨论的信息,目的是确保学生充分理解这些信息,并在使用针对学习成绩的新提出的行为策略方面提供指导。导师同样会帮助学生完善他们对适应性思维技能的使用,以应对与学习成绩相关的不适应性思维。

第一节 第4周——小组会谈

一、开始小组会谈

按照惯例,询问学生是否有什么普遍的担忧。在时间允许的情况下处理这些问题,并根据需要将更长的回答时间留给学生的导师。

二、多动症知识

1. 开始多动症知识的学习

简要回顾第 3 周所涵盖的关于多动症的知识,并询问是否有关于多动症评估的进一步问题。在回答完这些问题并处理完其他遗留问题后,转入新的多动症知识内容,即讨论多动症如何影响学术和日常生活的其他领域。请大家注意讲义4.2,它是本讨论的指南。

2. 讨论风险和保护因素

在讨论多动症对学生生活的各种负面影响之前,花点时间为讨论这个话题做好准备。提醒学生,尽管多动症会存在一些风险,但这并不意味着每个患有多动症的人都会经历这些。要强调的事实是,除了多动症之外,还有许多因素在决定结果是有利还是不利的过程中发挥作用。临床医生和研究人员将这些称为"风险"和"保护"因素。列举几个保护因素的例子,例如强大的社会支持系统、应对策略的使用、对多动症的意识或洞察力、强烈的个人目标感等。同时指出这些保护因素中的两个——多动症的意识和应对策略是 ACCESS 项目的目标领域。

3. 大学中多动症的发展挑战

为了帮助学生理解多动症如何影响在大学的表现,首先要指出大学对学生自我调节要求的增加。例如,大学生应该创建并遵循自己的时间表,这和其他年龄段的学生的时间安排有所不同。他们需要在课外时间完成很多学术任务(例如阅读、写作业和完成各种项目)。他们还需要自己留意作业的截止日期。尽管有些教授会提醒,但并不是每门课程的教授都会这么做。许多教授会提供教学大纲的截止日期,其余的则由学生自己决定。另一个挑战是注册课程。对于任何学生来说,注册课程都需要大量的组织和计划,包括了解注册日期、与导师的会议,以及根据符合学位要求的时间线选课。对于任何一名学生来说,满足这些日益增长的自律要求都是一项挑战。对于患有多动症的学生来说,这一挑战甚至更大,因为多动症固有的自我调节缺陷。

随着自我调节要求的增加,进入大学的学生也普遍经历了来自他人的帮助和支持的减少。大多数学生都住在离家很远的地方,因此他们不能再从父母或其他家庭成员的提醒或支持中受益。例如,如果一名高中生睡过头了,他们的父母可能会叫醒他们,从而充当支持的角色。在大学里,这种支持被取消了。如果学生睡过头,他们很可能上课迟到或完全错过。许多家长还会监督学生在考试前学习,并按时提交论文和其他作业。高中老师也可能会提供支持,他们有时会允许学生晚交作业而不用受处罚。

自我调节需求的增加和支持的减少的结合使患有多动症的大学生更难以发挥他们的最佳能力。这可能是许多患有多动症的大学生经历教育困难的原因。

除了课业,大学生必须承担更多的责任来管理他们日常生活的许多其他方面,这些方面以前可能是由父母和其他人来处理的。比如购买食品杂货、准备饭菜、洗衣服、管理财务、记录会议和约会。鼓励小组讨论日常生活中需要加强自我调节的各类事务。邀请小组成员思考多动症是如何令他们处理不好这些日常活动的

提示:请这些人描述一下他们在大学的第一学期——很难适应吗?他们是否发现很难制定自己的时间表、按时上课、完成所有的学业任务?许多学生会分享他们自己的经历。

三、行为策略

1. 开始行为策略部分

就课堂练习与学生进行简短的检查。学生被要求实施在第3周中展示的至少一种组织技巧。要求学生单独报告他们对这些技巧的使用情况。一定要表扬任何组织技巧的运用,不管它有多小。

提示:帮助学生重新组织陈述,比如"我做了一天然后就忘了。"大多数学生在说话时往往会认为这反映了一种"失败"。鼓励他们将这样的经历重新定义为成功,重申"我只做了一天,比前一周多做了一天。"

2. 从课堂中获得最大收益的策略

指导学生阅读讲义4.3,其中提供了本节中所述策略的详细信

息。行为策略这一节的目的是鼓励学生考虑不同的方法和技巧,以提高他们在课堂上有效吸收和记忆知识的能力。以下策略旨在提高学生在课堂上保持注意力的能力,以及他们整理和记住课堂上呈现的信息的能力。要讨论的一个关键点是,只学习在课堂上讲的知识通常不足以获得及格,更不用说高分了。相反,充分的准备和积极参与是学好每门课的必要步骤。

3. 选课与排课

在每节课开始之前,学生可以采取措施使他们能在课堂上表现得更好。精心安排课程将有助于学生发挥最大的能力。鼓励学生考虑最适合自己的课程安排。患有多动症的人通常很难保持注意力,因此,每周一次、每次 3 小时的课程通常是不适合的。相反,学生可能更倾向于选择把课堂内容分成好几天的课程。还建议学生们考虑在一天中他们最清醒的时候安排难度更大、要求更高的课程。进一步鼓励他们在日常安排中合理安排休息时间。这将使他们有时间在下节课之前吃饭、喝水和休息。任何人在饿、渴或累的时候都很难集中注意力,所以计划休息是有效防止这些情况发生的一种方法。

4. 上课认真听讲

有许多技巧可以帮助学生在课堂和讲座中保持注意力。敦促小组思考哪些技术可能对他们有益。一些常用的技巧包括坐在教室前排、带水、咖啡或口香糖。记笔记(下面讨论)也可以帮助学生在课堂上保持注意力。

5. 记笔记

与本手册中讨论的许多技巧一样,记笔记也并不是十全十美的方法。相反,帮助学生思考讲义上列出的不同方法的优缺点。例如,有证据表明手写笔记可以增强对材料的记忆。另一方面,用电脑记笔记可以更方便以后重新整理,也更容易阅读。另一个方法是使用录音设备来录制课程,这样学生就可以回过头来再次检查他们的笔记,或者补上他们可能遗漏的信息。有些学生可能会在课前浏览教授提供的大纲。应该鼓励学生充分利用教授提供的任何材料和资源。如果一名学生过度依赖这些大纲,可以帮助他思考如果面对一节没有大纲或补充材料的课时应该如何应对。而根据大多数学生分享的课堂经历,并不是每一位教授都会提供这些资料。

康奈尔笔记法是一种高度结构化的方法,学生可以使用一个标准模板来写他们的笔记。大多数学生都听说过这种方法,他们的评价有好有坏。同样,我们的目标不是强制要求学生使用这种方法,而是关注这种方法的好处,比如能够教给我们如何更轻松的写笔记。提醒学生,我们的目标是提高他们记笔记的能力。使用康奈尔方法中使用的模板只是实现这一目的的许多方法之一。在小组讨论中可以询问学生们已经使用了哪些方法来整理他们的笔记,让学生们可以互相分享关于整理笔记方法的建议。尤其当学生报告说他们不喜欢康奈尔的方法时,这种方法尤其有用,他们对康奈尔笔记法的排斥通常是因为他们在中学课堂上"被迫"使用这种方法。

6. 向导师寻求帮助

另一种充分利用教学资源的方法是在课余时间向教授寻求帮助。向学生强调课余时间和教授多交流的好处,例如向教授展示自己对课程的兴趣和对课堂的参与度,与教授保持联系,这样在未来需要推荐人或推荐信时可能会更容易。

当然,一些学生也会分享与教授互动时不太愉快的经历。例如,学生可能会说他们的老师显得不耐烦,或提供的帮助没有达到他们的期望值。如果出现这种情况,可以鼓励他们使用策略和适应性思维来应对这种情况。例如,学生可能会对这些经历产生不适应的想法(例如,"教授不愿意帮助学生")。另外,学生可能需要考虑使用计划表和组织管理技巧来更好地准备与教授的会面。例如,如果学生准备好问老师的具体问题,或提前给教授发邮件安排会面,可能会有更好的体验。至少,如果学生报告了与教授互动的负面经历,可以指出这通常是一个孤立的事件,而不是一个普遍的经历。一定要鼓励学生避免草率下结论,认为所有的互动都是不愉快的,指出这种假设是两种不良适应性思维的典型例子,即消极预知和过度概括。

7.分配课堂练习时间

要求学生选择上述技巧中的一种作为课堂练习。像往常一样，提醒他们,他们的导师会检查他们的练习情况。

四、适应性思维

1. 开始适应性思维部分

简要提醒一下上周的主题,即挑战不良适应性思维模式,并介绍这一次的新主题——如何使用适应性思维来应对多动症和提高学业成绩。

首先,通过询问学生在这周课程中遇到的具有挑战性的非适应性思维的经历来检查学生对适应性思维技巧的使用情况。当讨论学生的不良适应性思维时,要记住这些想法是很私密的,有时会十分敏感。一些学生非常乐意与小组成员分享他们识别令人不安的适应不良想法的经历,但另一些学生可能就不是这样了。因此,最好是简单地检查一下课堂练习的完成情况(例如,"你能使用我们上周讨论的适应性思维策略吗?"),而不要求每个学生详细讨论他们的经历。根据我们的经验,一些学生会主动分享更多细节。如果有必要,组长可以通过"有没有人愿意讨论他们上周使用适应性思维技巧的经验?"这样的提问来温和地鼓励学生自愿分享。学生们也可以在课堂上与导师讨论练习情况,从而让他们获得关于使用适应性思维策略的一对一反馈。

从这里开始,小组的适应性思维部分将遵循特定的结构。每周,组长都会发起讨论,讨论适应不良的想法可能会如何影响生活不同领域的功能。学生将参与讨论,然后进行使用3栏表/思维记录技术的课堂练习来挑战不适应的想法,并用能带来更积极的感受和行为的替代想法取代它们。

2. 运用适应性思维提高学习成绩

让学生阅读讲义4.4,它关注的是不适应的想法是如何干扰学业任务的。向学生提供与多动症相关的不良适应性思维的例子(例如,

"我无法坚持使用时间表"),并要求他们想出其他可能发生在多动症患者身上的想法。使用同样的步骤来引导关于可能干扰学业的非适应性思维的讨论。

多动症学生常见的想法包括:"我的数学很糟糕,我永远不会有改变""我总是等到最后一分钟才开始做事情""我只有在压力下才能做得更好""这要花很长时间,我可能坚持不下来""考前复不复习又有什么区别呢?"另一种常见的影响学习成绩的适应不良思维与上课出勤率有关。许多学生报告说,当他们上课迟到时,会有"现在去上课也没有意义了"的想法。这是一个很容易被纠正的想法——即使迟到也比缺勤强。鼓励学生用这种方法纠正非适应性思维。

在这个讨论之后,以小组形式进行学业任务相关的思维记录练习。这个练习有多种方法。可以选择一个虚构的案例以供小组讨论,也可以邀请一位志愿者分享自己的相关经历。这个练习的目的是让小组成员在指导和支持下练习他们的适应性思维技能。因此,无论学生们调整的是哪种非适应性思维,都是一个学习的过程。

在这个阶段,学生需要在识别不良适应性思维和使用适应性思维策略方面的大量支持和指导。随着课程的推进,学生会越来越熟悉这些技能。可以在早期阶段提供更多支持和直接指导。在课程的后期,适当的做法是让学生去承担更多的责任,让他们自己去识别、挑战和替换不适应的思维模式。

3.分配课堂练习

要求学生在课堂练习中继续使用思维记录表来帮助挑战不良适应性思维。提醒他们,他们的导师也会检查他们对这些技巧的使用情况。

五、结束小组会谈

和之前的课程一样,提供一个课堂练习作业的快速总结。学生们需要练习使用至少一种策略来提高他们的课堂效率。他们还要继续使用适应性思维技巧,通过3栏表来纠正他们的不良适应性思维模式。提醒学生,目标是进步,而不是完美,并鼓励他们在参与这些课堂练习活动时,对可能出现的困难提出问题。

第二节　第4周——指导会谈

一、签到

了解一下自上次指导会谈以来学生的情况。在签到的过程中,可以随意提出一些非正式的问题,比如学生以前提到过的兴趣爱好或生活中的事件。

导师:"嗨,很高兴见到你!你们队昨晚上电视了,你看了吗?好精彩的比赛!"

可以跟进一个你在第3周结束时注意到的话题。

导师:"你说过你妈妈周末要来镇上,你们相处得如何?"

有时,第二种方法可能会引发与议题相关的对话。

学生:"嗯,我吃了一顿不错的晚餐,但看到她只会提醒我,我永远不可能达到她的期望,尤其现在我是一个艺术专业的学生。"

导师:"在外面吃一顿丰盛的晚餐对增进和父母的关系很有好处!但听起来你妈妈的拜访也让你产生了一些消极的想法。当我们今天讲到适应性思维部分的时候,它们可能会很有用。我会把它记在我们的议程上。"

二、共同进行议程设置

简要描述会谈的内容和大纲,包括检查会谈之间的实践是如何进行的。还要复习最近的小组讨论中涉及的材料,讨论了多动症如何影响学校和其他日常生活活动,如何从课堂中获得最大收益,以及适应性思维如何帮助应对多动症和提高学习能力。如果签到的话题似乎能产生更多与学生需求相关的对话,建议将其添加到议程中。

三、回顾课堂练习

为了确保学生正确使用近期学习的技能,请务必检查以下项目:

- 学生是否带着计划表参加会谈,他们是否将其用于一系列任务,包括学术、社交和其他约会?
- 学生是否练习了6栏适应性思维记录?
- 学生是否带了小组讲义到指导会谈中?
- 如果学生在课间进行其他练习,一定要积极跟进。

对完成这些任务的人给予热情和积极的反馈。保持客观中立,不要对没有完成的练习反应过度。可以让学生在下周继续重要的练习。一定要在总结的时候提醒他们这些东西。

四、讨论在小组会谈中呈现的信息

1. 多动症知识

要开始这个讨论,可以考虑问以下任何一个或多个问题:

- 关于多动症对学习的影响,你感兴趣的是什么?
- 有什么让你惊讶的事情吗?
- 在过去和现在,多动症是如何影响你的学业表现的?
- 多动症对你升入大学有何影响?

讨论生活环境的变化使多动症学生过渡到大学特别困难。描述对所有学生增加的自我调节要求,并强调多动症患者在自我调节方面的缺陷是如何使满足这些要求变得困难的。此外,讨论在学生过渡到大学期间,学生从老师、家长、高中指导员那里获得的支持的变化。学生应该变得更加独立自主。这些因素结合在一起可能会增加学习困难的风险。提供这样的解释可以让多动症学生更好地理解他们学习困难的本质,这反过来也可以增加他们寻求适当治疗和校园支持服务的动力。

  学生:"多动症总是让我很难在课堂上安稳地坐着,我也记不住我的家庭作业。我的父母每天都让我坐在厨房的桌子旁,监督我完成作业。我几乎从不在课堂上做笔记或学习,因为这对我来说很无聊。但我不需要,因为我总是考得很好。所以,我在学校取得了不错的成绩。但是大学不一样了——如果不做笔记的话就没办法跟上进度。我的阅读和作业进度都很差。"

导师:"你刚刚描述了多动症学生进入大学后经常遇到的困难。听起来多动症影响了你,但也有一些对你有利的因素。你有父母,他们能够监督你完成学习任务。而且,因为你非常聪明,仅仅是完成家庭作业和听完课,你就可以在高中的考试中取得好成绩。"

学生:"但现在我上大学了,每个人都很聪明!而且课程更难,考试所需要掌握的内容更多。"

导师:"是的,人们对你的期望更高,而且没有父母会监督你学习了。"

讨论日常生活中可能受到多动症影响的其他方面。强调发展上的挑战,并讨论生活中其他需要自我调节技能的领域。当他们了解到多动症患者通常在维持人际关系、驾驶、就业和理财方面有困难时,许多学生感到被理解。简单地评估一下学生在哪些方面做得不好,讨论一下他们以前的经历,通常也是有帮助的。例如,许多学生并没有将他们的驾驶困难与他们的多动症症状联系起来,比如容易分心。

提示:在结束这一部分的讨论时,要强调两个要点:

(1)多动症并不一定意味着一个人会有学习上的问题,这也是由各种风险和保护因素决定的;

(2)多动症的影响可以并且经常延伸到学术以外的领域(例如人际关系),可能需要包括在治疗计划中。

2.行为策略

因为无法在指导会谈的时间限制内涵盖所有的主题,请确保至少回顾以下策略中的两种,以从课堂中获得最大的收获。

3. 有策略地选择和安排课程

简要讨论学生的学位和专业要求。大多数学生从未反思过如何更好地安排课程。和学生一起思考他们一天中的什么时间最能集中注意力,他们是否喜欢课间休息,以及安排课程的其他方面。这些信息可以用来根据需要调整计划(例如,在他们最专注的时候安排最难的课程和任务)。还要考虑学生喜欢的课程设置类型。许多患有多动症的学生在以讨论为主的小型课程上比大课上表现更好。当然,大课不一定要避免,这是一个完美的过渡,在课程中讨论注意力。

一定要熟悉学生的学位和专业的具体要求。还要注意注册和截止日期——如果有的话,一定要提醒学生提前进行注册。这可能包括与校园内特定的支持服务办公室联系、提交残疾证明文件等。如果学生不知道这项服务,帮助他们与这些支持服务进行联系。这是一个让学生练习在他们的计划中加入"待办"任务的好时机。

4. 在课堂上更加集中注意力

讨论在课堂上保持警觉和专注的策略。学生们可能听说过很多常见的策略,比如休息充足、带零食(如口香糖、水、咖啡)、做详细的笔记、坐在教室前排等。

虽然很多学生都听说过坐在教室前排有好处,但他们可能并不完全理解其中的原因。讨论坐在教室后面时常见的干扰。这可能包括许多坐在他们前面的学生可能在发短信、上网、坐立不安,或做其他事情,把被指导者的注意力从课程内容上分散开。相比之下,坐在靠前的位置可以减少这些干扰(例如,在教授面前发短信更难"逃脱")。

另一个对学生来说可能比较新鲜的策略是,在讲座中设置震动闹钟,让他们"检查"自己的注意力。当震动闹钟响起时,学生可以提醒自己要集中注意力。另一种个性化的有效策略是帮助学生测量他们在课堂上能够集中注意力的时间。

导师:"你能想起你在课堂上集中注意力的时候吗?那时候是什么样的₂?"

学生:"嗯,在大多数情况下,我很容易分心。但当我非常喜欢某个科目、老师或者是互动性更强的课程时,我往往能集中注意力。我是化学专业的,我喜欢化学相关的课程中所讲的知识,这对我来说是一个很有趣的挑战。实验室很有意思,因为它们是注重实践和互动的。但即使是在化学课上,如果是大课,我通常更感兴趣的是坐在我前面的同学浏览的网页,或看着我旁边的女孩写超级有条理的彩色笔记,而不是自己做笔记。"

导师:"好的,所以选择你感兴趣的课程很重要——认识到这一点很好。你们可能还记得,这是多动症情境可变性的一部分。但是有时你仍然必须要上一些不那么有趣的课。我从你的话中听到了两点:第一,当你积极投入时,你会做得更好;第二,在大课上,部分挑战在于听课时容易分心。有什么方法可以让一堂大课或一个无聊的话题变得更吸引你呢?"

学生:"嗯,在一个大的课堂上,我可以移到更靠前的位置。上了大学后,我就不再这么做了,因为我小时候老师总是让我这么做,但我想这有助于消除教室里其他让我分心的因素。"

导师:"好,很好。还有什么?"

学生:"我发现哲学课能让我集中注意力,尽管这不是我感兴趣的科目。这个班级规模较小,互动性很强。教授从来不讲课,他总是讲一些很有趣的故事,他会问我们问题,我们以小组形式进行讨论和辩论。我真的很喜欢那门课!"

导师:"所以,当你可以互动时,你会更投入。你怎么样才能在别的课堂上做到这一点呢?"

学生:"嗯,如果我坐在前排,当教授向全班提问时,我就更有可能提问或回答。当你在前面的时候,想不被注意到就更难了……我想这就是重点,对吧?"

导师:"完全正确!你也可以挑战一下自己,花些精力来记笔记。

让我们来讨论一下有没有什么好的方法。"

5. 记笔记

讨论在电脑上做笔记或在笔记本上写东西的优缺点。简要地确定学生目前是如何记笔记的,以及这种方法是否对他们有效。讨论有效记笔记的策略,例如利用全部或部分康奈尔笔记法、录下讲座供日后复习、在幻灯片上记笔记、与同学比较和讨论笔记等,这些策略可以用来帮助学生确保他们从课程中获得重要的信息。

提示:如果学生曾在残疾服务办公室注册,他们可以使用支持服务(例如笔记员)。

6. 向教授寻求帮助

明确向教授求助的目的,消除学生可能存在的误解。例如,许多学生认为去教授办公室是浪费教授的时间,或者只有在他们在课程中遇到困难时才应该和教授交流。讨论这一方法的好处,并让学生反馈他们的舒适度。

学生:"我总是觉得我打扰到他们了。"

导师:"大多数教授都很喜欢和学生交流。一个简单的开始方法是按照你之前的计划坐在教室前排。这样你在课前或课后就会更自然地有机会与教授互动。"

学生:"有道理。我从没这么想过。然后,如果课堂上有什么让我困惑或我错过了什么,我可以在课程一结束就立即询问并得到反馈。"

导师:"没错!此外,如果教授在这学期的早些时候就知道你是谁,在你出现问题之前,他们就可以更及时地给你提供帮助。"

7. 适应性思维

在开始本节之前,回顾一下课堂练习作业。如果被指导者完成了他们的思维记录,检查思维记录并在需要时提供建议。他们能识别现实情况、想法和感受吗?如果学生没有完成记录,在课程中进行练习。试着使用学生在会谈中表达过的想法(例如,"我在大课上永远无法集中注意力"或"我不想在学期中间学习记笔记的新方法……这对我没用")。帮助学生挑战他们最初的想法,用一个更现实的、通常不那么令人沮丧的替代想法来取代它。也可以举一两个虚构的例子来讨论与本次会谈内容有关的问题。例如:

- 你要参加考试。你看到第一个问题,你不知道如何解决它。你对自己说:"我要挂科了。"
- 教授想在课后和你谈谈。你对自己说"我有麻烦了"

五、结束指导会谈

根据需要检查目标。有什么已经完成或需要修改的吗?还有其他的话题吗?在这里可以讨论先前讨论中没有涉及的主题。

最后,根据需要回顾和明确从现在到下一次指导会谈期间被指导者应该做的事情的细节,包括:

- 把所有的小组材料带到下一次指导会谈。
- 如果学生表示,他们将与校园的支持服务联系,提醒他们在下一次会谈之前完成这件事。
- 用一周的时间调整当前的笔记方法。
- 提前查找下学期的课程,并制定出使效率最大化的课程表。
- 用至少一个不适应性思维模式的例子来练习6栏思维记录表。

确认下次预约的日期和时间。要求学生写下或设置提醒,并在自己的计划表或日历上模仿类似的行为。

第三节 第4周——小组议程

1.开始小组会谈

①多动症知识

- 讨论大学的学术要求和自我调节的需求。
- 讨论大学的要求对患有多动症的大学生来说可能是特别具有

挑战性的。

- 讨论多动症如何影响其他日常活动。
- 强调风险和保护因素在决定结果中的作用。

②行为策略

- 提出和讨论选择和安排课程的策略。
- 提出并讨论在课堂上集中注意力和减少注意力分散的策略。
- 提出并讨论记笔记的策略 。
- 讨论与教授见面的好处。

③适应性思维能力

- 列举一些在多动症患者中可能更为常见的不良适应性思维模式的例子。
- 提出和讨论不良适应性思维模式影响学习成绩的例子。
- 通过挑战适应不良思维模式的例子(挑战与多动症相关的想法或干扰学习成绩的想法)。

2.结束小组会谈

- 解决可能出现的任何问题。
- 回顾完成课堂练习作业的细节。

3.讲义

- 4.1 第4周小组会谈的封面
- 4.2 多动症如何影响大学表现
- 4.3 提高课堂效率
- 4.4 纠正与多动症相关的思维以提高学业成绩

第四节 第4周——小组讲义

讲义4.1

ACCESS

建立校园联系,促进学生成功。

第4周——小组讲义

- 4.1 第4周小组会谈的封面
- 4.2 多动症如何影响大学表现
- 4.3 提高课堂效率
- 4.4 纠正与多动症相关的思维以提高学业成绩

讲义 4.2

多动症如何影响大学表现

1. 多动症如何影响大学表现

- 进入大学带来了更多的自我调节要求。
- 同时也失去了其他人的支持和帮助。

2. 这种生活环境的改变增加了以下风险

- 选不上最喜欢的课程。
- 比其他人更频繁地退出或放弃课程。
- GPA 低于预期和能力。
- 花更长的时间毕业或无法毕业。

3. 多动症只影响学习成绩吗

随着自我监管的减弱,出现以下情况的风险增加:
- 维持友谊或恋爱关系的困难;
- 驾驶困难;
- 工作变动频繁;
- 资金管理困难;
- 家庭冲突,尤其是与父母之间的冲突。

讲义 4.3

提高课堂效率

1.有策略地选择和安排课程

- 了解需求。
- 把困难的课程安排在最清醒的时候。
- 用有趣的课程或活动代替难度大的课程。
- 避免冗长的课程(例如 3 小时的课程)。
- 课间留出休息时间
  - 在课间提供复习笔记或阅读的时间。
  - 有时间去上下一节课。
  - 提供短暂的休息。
- 不超负荷学习。
- 考虑规模较小的班级。

2.上课时注意力更集中

- 好好休息。
- 课前的轻度运动可以提高兴奋性和专注度。
- 根据个人喜好携带口香糖、糖果、咖啡、水。
- 上课时坐在前排。
- 记笔记可以帮助你集中注意力。
- 可以考虑在上课时设置一个震动闹钟,提醒自己集中注意力。

3.记笔记

- 手写 VS 打字。
- 在每一页的注释(班级、日期、页码)上放上标题。
- 康奈尔记笔记法。
- 录音并复习课程,在课后补充上遗漏的内容。
- 使用你老师的 ppt 做笔记——在上课前打印出来。

- 和同学的笔记进行对照。

4. 向教授寻求帮助

- 充分利用办公时间。

讲义 4.4

纠正与多动症相关的思维以提高学业成绩

1. 与多动症相关的非适应性思维是什么

- "我无法坚持使用时间表。"
- "当我顺其自然的时候感觉更好。"

2. 哪些不良的思想会影响学习成绩

- "我在最后一分钟工作得更好"
- "我真的不擅长数学！"
- "这次考试我考得很差，我要被开除了！"

3. 不良适应性思维的类型

- 非黑即白的思维模式。
- 妄下结论。
- 读心术。
- 预知未来。
- 过分概括。
- 小题大做。
- "应该"表述。
- 心理过滤。
- 否定积极因素。
- 标签化。
- 个性化。
- 情绪推理。

4. 帮助你挑战自动思维的问题

(1) 有什么证据能证明自动思维是正确的呢？
　　有什么证据能证明自动思维是错误的？
(2) 还有别的解释吗？

（3）可能发生的最坏情况是什么？我能熬过去吗？

　　最好的结果是什么？

　　最现实的结果是什么？

（4）相信自动思维的结果是什么？

　　改变我的想法会有什么影响？

（5）如果一个朋友在这种情况下有这样的想法,我会告诉他什么？

场景	自动思维	情绪或行为	替代想法	对替代想法的信任程度	新的情绪或行为

第五节 第4周——指导议程

1. 签到

2. 共同进行议程设置

3. 复习课堂练习

4. 讨论在小组中呈现的信息

5. 结束指导会谈

6. 讲义——无

第七章　活动阶段——第5周

在 ACCESS 活动阶段的第 5 周,小组的讨论内容主要为抑郁、焦虑、情绪调节问题、低自尊和危险行为风险增加等问题。此外,小组还介绍了有效学习的策略,以及使用注意力分散延迟技术来增加注意力。小组会谈的最后,组长让学生们讨论如何通过适应性思维技巧来管理情绪困扰和减少参与危险行为。导师通过检查学生本周使用记笔记的技巧和课堂练习的情况来开始本周的小组讨论。接下来,导师会让学生讨论与多动症相关的情绪问题和风险行为。导师还需要和学生合作,根据他们的个人需要调整有效的学习策略和注意力分散延迟技术的使用。为学生提供一对一的指导,以促进他们使用适应性思维技能,以减少情绪困扰和风险行为。

第一节　第 5 周——小组会谈

一、开始小组会谈

询问学生是否有任何课程相关的问题。回答学生们提出的问题,但如果问题比较复杂,需要较长的时间进行详细解答,可以把这些问题留给导师。

二、多动症知识

1. 开始多动症知识学习

简要回顾第 4 周讲到的关于多动症的知识,讨论多动症如何影响学习成绩和生活的其他方面。接下来,介绍当前环节的主题:抑郁、焦虑、其他心理健康问题和危险行为的风险增加。在讨论过程中,请让学生参考讲义5.2。

2. 其他精神健康问题

告诉学生,对患有多动症的大学生的研究结果表明,多动症往往伴随着其他心理健康问题的风险升高。这些问题包括抑郁、焦虑、情绪调节问题、低自尊和药物滥用。事实上,高达55%患有多动症的大学生也符合其他精神健康障碍的诊断标准。最常见的是,患有多动症的大学生报告同时出现抑郁或焦虑。要求小组成员思考和讨论为什么多动症可能与这些其他情况的风险增加有关。

学生通常能够迅速找出其他心理健康问题风险增加的原因,如与多动症症状相关的挫败感,对个人能力的自我怀疑增加,人际关系中的冲突,以及与学业或工作表现不佳有关的悲伤或挫败感。如果学生忽视了情绪调节的作用,需要向学生强调较弱的情绪调节能力可能会导致并发的情绪问题。提醒学生,情绪调节指的是个体识别和管理自己情绪的能力,并再次强调,这是自我调节的一个领域,通常对多动症患者来说更具有挑战性。学生们通常能够迅速掌握情绪调节障碍会增加抑郁和焦虑等障碍的风险这一概念,同时也能解释药物使用风险的增加的原因,因为个体可能会使用药物来尝试缓解痛苦的情绪。冲动可能是药物滥用的另一个风险因素,它增加了多动症大学生滥用药品的风险。如果学生自己没有提出这个问题,一定要帮助他们认识到这一点。

同样需要强调的是,这些情况的风险增加并不意味着所有患有多动症的学生都会出现心理健康问题。提醒学生,保护性因素(例如社会支持、与他人的积极关系、接受治疗、觉察)可以帮助降低这种风险。为了增加他们在这一话题上的参与度,请学生提出几个可以帮助降低其他心理健康问题风险的保护因素。

在讨论中,学生可能会自我披露自己与抑郁、焦虑和其他心理健康问题的斗争,这并不罕见。由于这些信息的私人性和敏感性,提醒小组成员尊重彼此的隐私,不要在小组外分享这些信息。对于这种自我披露的回应有很多选择,包括认同学生的痛苦和挣扎(例如,"听起来对你来说那是一段艰难的时光")、感谢小组成员愿意分享(例如,"我真的很感谢你与小组分享这段经历"),并向学生解释正是这些经历使多动症增加了其他精神健康问题的风险(例如,"似乎你在学校遇到的挫折和沮丧导致了抑郁发作")。如果讨论时间过长,可以委婉地结束讨论,并通过说"非常感谢你愿意分享你的经历"来暗示要转入下一个话题。这些都是多动症如何影响情绪并导致其他心理健康问题风险增加的例子。然而,为了节省时间,我们需要继续下一个话题。"请记住,由于自我调节的困难,患有多动症的大学生特别有可能在分享他们的经历和故事时偏离主题,因此,温和但坚定地把控话题方向是很有必要的。另一种可能出现的困难情况是,当学生的倾诉暴露出潜在的严重情感困难时,最好是私下讨论,而不是当众讨论。如果发生这种情况,需要意识到这种情况的严重性,并提出在小组讨论后与学生单独会面,更彻底地讨论这个问题,并确定是否需要转介给心理健康专业人士。

三、行为策略

1. 开始行为策略部分

提醒学生们上一节课的听课策略,以最大限度地从课堂中获益,并请他们讨论他们在过去一周中使用这些策略的情况。根据需要,帮助他们克服使用这些策略的障碍。接下来,转换到当前会谈的新主题:有效学习。引导学生阅读讲义5.3并进行讨论。

2. 有效地学习

根据专业的不同,学生可能经常考试,也可能不那么频繁地考试。但无论他们的专业是什么,大多数学生都需要为考试而学习,这就是为什么要讨论这个话题的原因。

3. 分配学习时间

要介绍这些技巧,需要询问学生日常的学习模式。他们是提前一周还是前一天晚上开始准备考试?许多学生会拖延到最后一分钟才开始学习,通常是在考试的前一天晚上或前一天早上。让学生们说出他们对拖延或"死记硬背"的好处和坏处的看法。一些常见的缺点是压力感增加，考试前一晚睡眠不足，不能记住所有的考点。有时学生们会说死记硬背没有任何好处，但偶尔也会有一两个学生认为这些知识在他们脑海中是"新鲜的"。如果出现这种情况，请学生们考虑这种想法是否可能是适应性不良思维的一个例子，可以使用适应性思维技术来挑战这种想法。

这次讨论的目的是帮助学生更深刻地思考拖延到最后一分钟才开始学习的影响。这是患有多动症的大学生极为常见的行为模式——许多患有多动症的学生报告说他们"从不"早早开始学习，或者"总是"等到最后一分钟才开始学习。由于这是这类学生长期存在的行为模式，很可能他们在很长一段时间内都没有系统地反思过这种行为的弊端。与此同时，学生们无疑也受到了以前的老师、家长、导师、指导员等人的教导，催促他们早早地开始作业和学习。因此，他们可能养成了"不理睬"这种建议的习惯。

重要的是要避免落入另一个权威人物的陷阱，向学生们讲述尽早开始学习的重要性。因此，至关重要的是，通过阐明学生自己的理由，让他们通过自己的思考得出结论，为什么不拖延和尽早开始学习很重要。一旦学生确定并重新考虑了自己的原因，就提出制订和使用学习计划的策略。学生可以使用他们的计划表来安排学习时间，他们可以使用行为强化来奖励自己的行为。例如，学生可以在学习了一段时间后进行一些强化行为，比如看电影或与朋友共进晚餐。因此，有趣的活动是对完成学习的一种奖励。

4. 学习环境

让学生确定他们喜欢在哪里学习以及为什么。一些学生更喜欢在宿舍或公寓学习，而另一些学生则更喜欢在图书馆或咖啡店学习。无论在哪里学习，都应该鼓励学生采取积极的措施来减少分心的事情。可以通过关闭手机或手机铃声，限制他们使用电子邮件或分散注意力的网站，甚至通知朋友或重要的其他人他们计划在特定的时间学习来实现。学生也可以考虑选择一个安静的、干扰较少的地方，比如图书馆，或者使用降噪耳机、白噪声机或应用程序。

尽管一些学生表示他们在安静的环境下学习效果最好，但另一些学生则表示完全的安静本身就会分散注意力。考虑到这种可能性，需要承认的是，每个学生都应该考虑自己喜欢什么程度的背景噪声。一些学生报告说，在背景噪声较低的环境中工作效果最好，比如咖啡店。还有一些学生喜欢在学习时听音乐。这样做的目的是让学生识别并创造出最有利于自己学习的环境类型。这对每个学生来说可能是不一样的。

5. 使用注意力分散的延迟

大多数学生对注意力分散延迟的概念并不熟悉。把这个技巧作为一种提高工作效率的方法来介绍，注意它有两个主要部分，可以单独使用，也可以一起使用。

第一部分是评估一个人的平均注意力持续时间的长度，目的是把学习时间分成适合这个注意力持续时间的时间段。为了衡量自己的平均注意力持续时间，学生应该观察自己在学习或工作时集中注意力的时间。在重复这个练习几次之后，他们可以计算出他们在分心之前能够集中注意力的平均时间长度。这是对他们注意力持续时间的估计。为了最有效地在长时间、单调的任务上保持注意力，学生应该致力于在与这个注意力广度相匹配的时间段内工作，这可以被称为专注时间或专注期。例如，如果一个学生测量了四次学习时的专注能力，发现他们的注意力持续了 25 分钟、20 分钟、10 分钟和 25 分钟，那么他们的平均注意力持续时间是 20 分钟。这个学生应该相应地计划下次学习时每次学习 20 分钟，这可以通过使用计时器来实现。学习 20 分钟后，可以休息一下，然后重新设置下一个 20 分钟的学习时间。

这种分散注意力延迟技术的第二个组成部分确保学生充分利用他们的注意力时间，避免被其他任务或活动分散注意力，这是患有多动症的大学生常见的抱怨。要做到这一点，首先要告诉学生，在注意力集中的时间里，他们应该在身边放一个笔记本或一张纸。如果他们发现自己被另一项任务或活动的诱惑分散了注意力，他们应该把脑海中出现的任何无关的任务或活动都写下来，这样就不会忘记，然后把这张写好的清单放在一边,以便把注意力重新集中在手头的任务上。在完成预定的学习后,他们可以回顾这个清单,看看是否有哪件事是比较紧急的。如果是的话,他们可以在休息期间处理这些事。

这种方法针对的是学生被当前看起来很重要的任务或事情分散注意力的倾向。这种倾向通常是由这样一种恐惧驱动的:"如果我现在不做这件事,我就会忘记它,它就不会完成了。"虽然这种想法并非完全不现实,但当它导致学生在学习过程中反复分心时,就是没有帮助的。患有多动症的大学生报告说,这种情况经常发生,结果是他们的学习时间经常被打断。通过将这些可能分散注意力的想法和任务(例如,"我需要支付手机账单""我已经一周没有给我最好的朋友发短信了""下学期的注册什么时候开始")列一个清单,学生可以确保他们不会忘记这些任务。与此同时,把注意力重新集中到手头的任务上,在做学习任务和活动时,会提高效率。使用这种方法还有助于建立学生对控制自己注意力的能力的信心,而不是对不断被分散注意力感到绝望无助。

提示:现在有许多应用程序可以帮助学生实现注意力分散延迟。虽然一个简单的计时器就足够了,然而,许多学生喜欢使用支持这种方法的专用应用程序。同时也要询问小组成员对此可能有什么建议。

6. 其他学习技巧

这部分描述了其他可以帮助学生有效学习的技巧。例如,对考试内容有所了解是很重要的。有些教授会明确指出分别来自课堂材料和阅读材料的考题比例。这可以帮助学生分清学习的轻重缓急。其他有用的方法包括制作抽认卡或学习指南来整理考点。学生们有时报告说,制作自己的抽认卡或学习指南"花费太多时间"。一定要指出,花在制作抽认卡或学习指南上的时间也算是在复习,因为重写材料是增加信息记忆的好方法。

在小组中学习,定期用问题互相测试是对一些学生有帮助的另一种策略。还有一些学生倾向于绘制可视化图表,这些图表能将课堂上的信息或概念组织起来。学生还应该考虑如何从需要大量阅读的课本材料中获得最大的收获。一些有用的策略,包括定期总结所读内容,可以大声朗读,也可以写摘要。阅读时做笔记和用颜色标出重要信息也可以用来提高记忆力。

结束这一节时,请注意这些学习技巧的相同点是增加对知识的熟悉程度。无论学生是选择制作抽认卡、学习指南还是图表,他们都是在以一种积极的方式学习材料。对材料进行整理可以增加对材料的记忆。这可以与被动学习相对照——一遍又一遍地阅读课文,而不努力以一种新的方式吸收材料。一般来说,学生很快就会认识到并愿意学习这些策略,积极整理课堂材料会提高对材料的知识,从而获得更好的考试成绩。有效学习的关键是积极整理归纳材料的学习。具体的学习方法各不相同。

鼓励学生选择一两个技巧作为课堂练习,并提醒学生导师会检查他们对这些技巧的使用情况。

四、适应性思维

1. 开始适应性思维部分

对上周的主题(使用适应性思维管理与学术和多动症相关的无用想法)做一个简短的总结,并介绍这一阶段的新主题:使用适应性思维应对负面情绪和冲动。和往常一样,检查适应性思维技巧的使用情况,并给予表扬和指导。在这一点上,学生应该表现出在觉察不适应性思维模式方面的进步。然而,他们也可能会继续与比较顽固的非适应性思维作斗争,因为这一技能通常需要更多的时间和练习来掌握。如果学生报告在纠正思维方面有困难,将这种经历正常化,并鼓励他们继续学习这一技能。

2. 应对负面情绪和不良适应性行为

这节课的重点是讨论不适应的思维模式如何导致消极的、令人沮丧的情绪,从而增加在多动症知识部分所讨论的一些情况(抑郁、焦虑、情绪调节困难)的风险。请学生参考讲义 5.4 来指导本讨论。

提供可能导致不安情绪的情景和想法的例子。例如,一个结束与另一半关系的学生可能会有这样的想法:"我的关系从来都不会持久。没有人能忍受我太久。我永远不会有一段长久的感情。"这些想法可能与各种各样的情绪有关,比如悲伤、恐惧、失望、焦虑、挫折、怨恨等。鼓励讨论其他可能导致负面情绪的常见情况,并要求学生对在这些情况下可能出现的想法类型进行思考。一些常见的例子包括挂科,与家庭成员、朋友或室友打架,处理经济困难等。

接下来,让学生讨论思想是如何影响冒险行为的。由于这个话题的敏感性,在开始这个讨论时,可以提供一个虚构的例子鼓励小组讨论,而不是要求小组成员分享他们的经验。例如,让学生说出当某人喝多了酒后考虑开车回家时,可能会出现的一些非适应性的想法。引导学生识别增加危险行为(开车回家)可能性的想法和减少危险行为可能性的想法。例如,诸如"我只喝了几杯,我感觉很好"和"我住的地方只有 10 分钟的路程"这样的想法可能会增加开车回家的可能性,而诸如"醉酒驾驶得到罚单会给我带来很多问题"和"我可能会无意中发生事故,伤害自己或他人"这样的想法可能会降低开车回家的可能性。

接下来,让学生思考如何使用适应性思维技能来应对上述思维类型。组长可以选择关注与负面情绪相关的较为顽固的想法,或与冒险行为相关的想法。如果时间允许,讨论这两种想法是有帮助的。

当引导学生挑战这些想法时,更多地关注这些想法是否有帮助,而不是关注这些想法的准确性。例如,对于一个考虑酒后开车回家的学生来说,"我住的地方只有 10 分钟的路程"的想法是准确的,但没有帮助。同样,对于那些面临分手、课程不及格或经济困难等困难情况的学生来说,"这太难了"或"这感觉太糟糕了"这样的想法是准确的,但往往没有帮助。鼓励学生思考这些想法是否增加了他们的痛苦——这些想法是否让本已艰难的处境变得更糟?如果是,学生应该挑战这些想法。再次提醒学生,适应性思维的目标不是忽略现实,而是用更平衡、更现实、更有益的思维取代不适应性思维。

3.分配课堂练习

鼓励学生在课堂练习中继续使用3栏或6栏思维记录表来帮助挑战不适应和无益的想法。与之前的课程一样,提醒他们,他们的导师也会检查他们对这些技巧的使用情况。

五、结束小组会谈

结束课程前,请提供一份课堂练习作业的快速总结。在接下来的一周,学生将尝试实施至少一种学习技巧,并将继续使用适应性思维技巧。再次提醒学生,目标是进步,而不是完美。

第二节 第5周——指导会谈

一、信息收集和确认

了解一下自上次指导会谈以来学生的情况。如果可能的话,继续讨论你在上一次会谈结束时注意到的对学生很重要,但在常规议程中可能不会自然出现的话题。记住,更个性化和灵活的对话可能会引出与议程有关的话题。

导师:"嗨,乔丹,很高兴见到你!心理学考试考得怎么样?我知道你很担心这场考试,上次见面时你就制订了应对的计划。"

学生:"我很高兴它已经过去了。我觉得我考得还行!按照我们制订的学习计划学习挺有帮助的。我还不知道我的成绩,但在过去,像这样的大型考试,我基本上都会在考试前或考试中恐慌发作。我的大脑会完全一片空白,即使是我复习过的考点,我也会全部忘记。"

导师:"你觉得用不同的方式准备会让你在考试时不那么焦虑吗?"

学生:"当然!我感觉更自信了,因为我用了更长的时间复习,而不是一个晚上背下所有的考点,我觉得即使我紧张,也不会忘记复习过的知识。"

导师:"太好了! 考试前的一点点焦虑有助于激励你学习,但过度焦虑会使人衰弱。正如你们这周在小组里听到的焦虑,包括考试焦虑和其他有问题的想法和感受在多动症患者中很常见。让我们记住这个例子,过一会儿我们再进行深入讨论。"

二、共同进行议程设置

简要概述本次会谈的内容,包括检查课堂练习成果,回顾小组会谈的材料,以及与学生需求相关的主题。

三、回顾课堂练习

简要地跟进前一周讨论过的练习目标。需要监测的具体项目包括:

- 学生是否与校园内的支持服务机构取得了联系?
- 被指导者是否调整了他们当前的笔记记录策略?
- 学生是否查看了下学期的课程设置,并制定了时间表选项,以帮助他们从课程中获得最大收益?
- 学生是否练习了6栏思维记录表?
- 学生是否把小组的讲义到指导会谈中?
- 还要跟进学生在课堂练习的其他内容。

对完成这些任务的人给予热情和积极的反馈。保持客观中立,不要对没有完成的练习反应过度。然而,被指导者可能会被要求在下周继续完成重要的练习。一定要在总结的时候提醒他们这些事情。

四、讨论在小组中呈现的信息

1.多动症知识

讨论多动症可能导致其他心理健康问题的方式,如抑郁、焦虑和药物滥用。特别要强调的是,随着时间的推移,注意力缺陷多动障碍的症状可能会产生挫败感和自我怀疑,这可能会增加抑郁和焦虑的风险。提醒学生注意冲动倾向会增加药物使用风险的方式。回顾学生可能提出的任何问题。还可以通过以下问题与学生进行进一步的讨论:

- 你是否有过自卑、情绪低落、焦虑、沮丧或愤怒等问题?
- 你的多动症和其他情绪问题,哪个先出现?你认为它们之间有什么联系?
- 你认为是什么帮助你避免了多动症患者可能遇到的一些额外的困难?是什么保护了你?

提示:提醒被指导者,多动症不会自动导致临床抑郁、焦虑、愤怒等。讨论意识到这种可能性的必要性,以及使用适应性思维技巧来降低经历情绪问题风险的重要性。

学生:"听说患有多动症的人除了多动症之外还会有其他的情绪问题……我以前不抑郁,但我现在可能会抑郁。"

导师:"我明白你的意思。潜在的其他心理健康问题听起来不太妙,但意识到这种可能性对我们也是有帮助的。如果你经历过其中的一种或多种心理问题,这会让你知道并不是只有你一个人遭受过这些。如果你没有上述任何一种疾病,了解它们也可以帮助你为这种可能性做好准备。知识可以帮助提高你的应对能力,这可以帮助减少症状的严重程度或持续时间。"

学生:"是的,我看到了。所以,我想我应该为此感到高兴。"

导师:"嗯,这种感觉就是复原力!用知识武装自己是非常强大的。那么,既然你知道了出现情绪问题的几率有多大,那么有哪些方法可以帮助你避免这种困难呢?"

除了情绪困扰,也要讨论与多动症相关的危险行为。强调行为抑制和冲动是如何为危险行为的发生奠定基础的。以下问题有助于促成这一讨论:

- 你有没有注意到,患有多动症的人做事时会不经过深思熟虑?或者让你做有风险的事?
- 一些患有多动症的学生发现他们服用更多药物,或更频繁地从事危险的性行为。你存在这些问题吗?
- 如果没有,是什么帮助你避免了危险的行为?

2. 行为策略

为了更有效地学习,至少要回顾以下两个策略。学生可能希望探索创建并坚持学习时间表,创造一个大的学习空间,通过注意力分散延迟提高他们的注意力持续时间,或其他一般的学习技巧。允许学生指出哪些领域对他们来说是最重要的,需要讨论。

3. 制定并坚持学习时间表

讨论学生目前的学习方式,包括他们学习的频率和时间。可以考虑问以下问题来开始讨论:

- 你是如何使用你的计划表来制订学习计划的?
- 你通常提前多久开始学习?那对你有帮助吗?

对许多学生来说,制订学习计划是一个全新的概念,他们以前从未做过,尤其是把它写入他们的计划表中。讨论每周安排一个固定的学习时间来复习课程材料的好处,这可能会减少大考前的临时抱佛脚。此外,要强调的是,定期学习可以更持久地记住知识。解决任何可能阻碍学生坚持学习计划的障碍,提醒他们奖励自己成功完成学习计划的重要性。帮助学生找到有意义的奖励,他们可以用这些奖励来强化自己的行为。当他们正在做的事情(如学习)不能自然地吸引他们的注意力时,创造外部强化会有帮助。

导师:"你能做什么来奖励自己良好的学习行为?"

学生:"我可以在咖啡厅见朋友,或者看一集我很喜欢的节目。"

导师:"好的,这些都很好! 如果你还有很多功课要做,这两种选择是否会影响你的学习进度?"

学生:"当然,这两件事都有可能让我"浪费时间",我可能和朋友们一起玩了一晚上,或者我一口气看了6集电视节目。"

导师:"可以考虑列一个较短和一个较长的奖励清单。在忙碌的时候,有一些快速的奖励可以帮助你保持动力,而不会成为一个浪费时间的人。例如,你可以去弹吉他、和你的狗狗玩,或者给朋友发短信——尤其是一个希望你做得更好的朋友,他很可能会鼓励你"继续好好工作!"

学生:是的,社交媒体和视频游戏都可以在我的清单上。但我需要为这些设置一个计时器!"

导师:"好想法。此外,长时间的疯狂看电视可能是完成目标的更大奖励,比如在复习、参加考试或完成论文之后。"

4. 寻找一个合适的学习空间

讨论创建学习空间的策略,帮助学生有效学习。记住,每个人对背景噪音的程度、在图书馆或咖啡店学习等等都有自己的偏好。鼓励学生识别哪些因素对他们来说是重要的。在对话过程中,与学生讨论常见的干扰因素。当他们学习时,什么通常会分散他们的注意力? 常见的干扰包括他们房间或桌子上的杂物、手机、周围的人说话等等。被指导者通常受益于限制社交和感官干扰。这通常包括关闭除了用于学习的网页外的所有网页,让手机静音或关机(甚至把手机放在房间的另一边),选择一个安静的地方学习(例如图书馆)。指出学生以前可能没有注意到的小干扰,比如看窗外分心,在学习前选择打扫房间,或者和学习小组的朋友聊天。最后,提醒学生,在开始学习之前,把所有的课程材料都带在身边是很重要的,这样他们就不需要离开去找材料,这可能会导致更多的干扰。这与之前关于整理课堂材料的策略很好地联系在一起! 以下是一些可以引导讨论的问题:

- 你通常在哪里学习? 这对你有什么效果?
- 在你的学习空间里,什么东西通常会分散你的注意力?
- 你有学习所需的所有用品吗?

学生:"这个很简单——我的手机是我最大的干扰!"

导师:"好吧。你能做什么呢?"

学生:"我可以让它静音,然后把它放在我的包里。"

导师:"好,很好。这种做法现实吗?"

学生:"嗯,会很困难。我会觉得自己错过了什么。"

导师:"如果你有这种感觉,你会告诉自己什么?"

学生:"我知道那种感觉会过去的。不会有什么重要的事情发生,我可以之后再看手机。"

导师:"对,这种延迟的满足是很难的!但这也是成功的关键特征。听起来这是一种很好的强化,所以它将是我们之前所讨论的奖励之一的绝佳选择。"

学生:"我喜欢!"

5. 通过注意力分散延迟提高注意力持续时间

对于大多数学生来说,这是一个全新的概念,但他们对这种策略的接受程度很高!注意力分散延迟可以让人们测量自己的注意力持续时间,这可能有助于他们在与自己的注意力持续时间一致的时间段内安排任务,并努力提高自己的注意力。记住讨论:

(1)如何测量注意力;

(2)如何安排学习时间和其他任务以适应这种注意力持续时间;

(3)如何使用笔记本来记录突然出现在脑海中的干扰;

(4)如何随着时间的推移监测注意力可以帮助学生延长注意力持续时间。

下面是一些开始对话的问题:

● 在分心之前你能集中注意力多长时间?这是否取决于你正在做的活动(如听课、学习、写论文、阅读等)?

● 你觉得使用分散注意力延迟技巧能否帮助你更好地集中注意力?

6. 一般学习技巧

解决学生可能希望讨论的有效学习的一般方面。例如,讨论了解考试范围的重要性,指出对被指导者来说最难的学习类型(例如阅读课本),并讨论可能与被指导者特别相关的策略。许多学生很难阅读和记住课本中的内容。总体目标是鼓励学生考虑如何增加他们对材料的熟悉程度。为了做到这一点,学生们可以使用各种技巧,比如在阅读时画出重点、制作抽认卡或做笔记。讨论学生以前尝试过哪些技术,以及他们可能愿意尝试的任何技术。帮助学生排除使用这些技巧的障碍。

学生:"我试着边读边画重点,但我还是觉得我读完了这一页时,却不知道我读了什么。"

导师:"这真的很常见。阅读并记住大量的信息是很困难的。在阅读时使用一些技巧,比如制作卡片或做笔记,会帮助你将信息真正储存在大脑中。"

学生:"这看起来太浪费时间了。"

导师:"我看得出来。这样想一下——是否有可能,以更投入的方式阅读一次所花的时间与重读多次所花的时间相同,甚至更少?"

学生(笑):"是的! 这是浪费时间,因为我通常仍然不记得它。我只是不确定我是否会这么做。"

导师:"这周你愿意尝试一下这种技巧吗? 这周你在阅读完课本的一个章节后,试着写下一些要点。如果你发现这种方法有效,我们可以在接下来的一周尝试记更详细的笔记。"

7. 适应性思想

如果被指导者完成了他们的实践思维记录,检查思维记录并在需要时提供建议。他们能识别现实情况、想法和感受吗? 如果学生没有完成记录,让他们在课程中进行练习。试着使用被指导者在会谈中表达过的想法。例如,在讨论多动症和处理情绪的时候,或者在讨论学习策略的时候,他们很有可能会做出一些适应不良的陈述,比如:

- 太好了,如果我有多动症,我基本上就完蛋了;
- 我做不到学习的时候不玩手机。

帮助学生挑战最初的想法,用更现实、更适应的想法取代它。举两个与此会谈内容相关的新例子。一个例子应该与适应性思维如何帮助管理困难的情绪有关,如抑郁、焦虑或愤怒。另一项应该关注适

应性思维如何帮助学生避免从事潜在的有害行为,如危险性行为、过度饮酒和醉酒驾驶。有助于指导这一讨论的问题包括:

- 不良适应性思维是如何导致冒险行为的呢?
- 什么样的适应性思维可以帮助你避免冒险行为?

学生们可能很难举出自己的例子,或者在讨论危险行为时会感到不舒服。可以通过以下虚构的例子为被指导者提供额外的练习。这使得他们可以在不泄露自己私人行为信息的情况下练习适应性思维技能。

- 考试前夜,你去参加一个聚会,喝了很多酒。你对自己说:"我的人生只有一次,要及时行乐!"
- 当你离开一个聚会时,你对自己说:"我没有时间也没那么多钱去坐出租车。我得开车回家了。"

五、结束指导会谈

根据需要检查目标。有什么已经完成或需要修改的吗? 还有其他需要讨论的话题吗? 这是解决之前讨论中没有涉及的话题的好时机。最后,根据需要回顾和澄清从现在到下一次指导会谈期间被指导者将做的事情的细节,包括:

- 把所有的小组材料带到下一次指导会谈;
- 使用他们的计划表,划掉一周的学习时间,并遵循他们的新时间表;
- 根据需要调整他们目前的学习空间和学习策略;
- 练习使用6栏思维记录表。

确认下次预约的日期和时间。要求学生写下或设置提醒,并在自己的计划表或日历上模仿类似的行为。

第三节 第5周——小组议程

1. 开始小组会谈

①多动症知识

- 陈述和讨论有关抑郁、焦虑、情绪调节问题、低自尊和药物使用风险增加的内容。
- 讨论和识别各种保护因素。

②行为策略

- 有效学习的重要性的一般性讨论。
- 使用学习时间表。
- 创造一个学习空间。
- 利用注意力分散延迟提高注意力持续时间。
- 其他学习技巧。

③适应性思维能力

- 小组讨论适应不良思维与抑郁、焦虑、愤怒、挫折之间的关系。
- 小组讨论不良适应性思维与危险行为之间的关系。
- 通过例子来挑战与抑郁、焦虑、愤怒、挫折和冒险行为相关的不良适应性思维模式。

2. 结束小组会谈

- 解决可能出现的任何问题。
- 回顾完成课堂练习作业的细节。

3. 讲义

- 5.1 第5周小组会谈的封面
- 5.2 多动症、情绪功能和适应不良行为
- 5.3 有效地学习
- 5.4 用适应性思维应对情绪和不良适应性行为

第四节　第5周——小组讲义

讲义 5.1

ACCESS

建立校园联系,促进学生成功。

第5周——小组讲义

- 5.1 第5周小组会谈的封面
- 5.2 多动症、情绪功能和不良适应性行为
- 5.3 有效地学习
- 5.4 用适应性思维应对情绪和不良适应性行为

讲义 5.2

多动症、情绪功能和适应不良行为

1. **对患有多动症的大学生的研究表明，以下情况的风险会增加：**

- 情绪调节的问题；
- 低自尊；
- 抑郁、焦虑和其他心理困扰；
- 自杀念头和自杀企图；
- 药物滥用
  - 吸烟的可能性增加。
  - 与酒精或药物使用有关的问题增加，尽管使用比例没有显著差异。
- 危险的性行为
  - 意外怀孕风险增加。
  - 增加性传播疾病的风险。

2. **保护性因素**

- 保护性因素包括优势、技能、资源、支持或应对策略。
- 帮助你更有效地应对压力。
- 降低你产生负面结果的风险。

讲义 5.3

有效地学习

1. 制定并坚持学习时间表

- 制定学习计划;把你的学习计划写在你的计划表上。
- 多个短时间的学习比一个长时间的学习更有效("填鸭式学习")。
- 考虑为每门课安排有规律的学习时间。
- 为遵循学习计划奖励自己。

2. 创造一个合适的学习空间

- 减少社会干扰
  - 挂上"请勿打扰"的牌子。
  - 关掉手机铃声;不要看电子邮件。
  - 告诉你的朋友、室友、重要的人你学习的时间。
- 减少感官干扰
  - 选择一个安静的地方、使用耳塞。
  - 不要靠窗学习或在人流量大的地方学习。
  - 带齐学习材料。

3. 通过注意力分散延迟提高我们的注意力持续时间

- 测量你能集中注意力多长时间。
- 把学习时间分解成适合这个注意力范围的时间段。
- 在你"专注"的时候,在身边放一个笔记本;写下让人分心的想法,而不是采取行动。
- 在专注期结束后,回顾你写下的想法,并确定是否有任何事情需要你立即关注。
- 逐渐增加你专注时间的长度。

4. 学习技巧

- 明确考试范围

◦ 增加密集阅读材料的记忆。

　　◦ 阅读前略读课文并提出问题。

　　◦ 阅读时,寻找问题的答案。

- 在每个部分之后总结阅读内容(口头或书面)。
- 使用学习技巧来增加你对材料的投入

　　◦ 创建图表。

　　◦ 自我考核。

　　◦ 制作抽认卡。

- 创造辅助记忆的符号。
- 在学习过程中设置一个闹钟,以此作为一个提醒,查看自己的注意力是否还集中。

讲义 5.4

用适应性思维应对情绪和不良适应性行为

1. 什么样的想法会让你更容易做出不良适应行为？哪些想法能帮助你避免这些行为？

- "我永远不会好起来了。"
- "每个人在大学都喝很多酒。"

2. **不良适应性思维的类型**

- 非黑即白的思维模式。
- 妄下结论
- 读心术。
- 预知未来。
- 过分概括。
- 小题大做。
- "应该"表述。
- 心理过滤。
- 否定积极因素。
- 标签化。
- 个性化。
- 情绪推理。

3. **帮助你挑战自动思维的问题**

(1)有什么证据能证明自动思维是正确的？
有什么证据能证明自动思维是错误的？

(2)还有别的解释吗？

(3)可能发生的最坏情况是什么？我能熬过去吗？
最好的结果是什么？
最现实的结果是什么？

(4)相信自动思维的结果是什么？

改变我的想法会有什么影响?

(5)如果一个朋友在这种情况下有这样的想法,我会告诉他什么?

场景	自动思维	情绪或行为	替代想法	对替代想法的信任程度	新的情绪或行为

第五节 第5周——指导议程

1. 信息收集和确认

2. 共同进行议程设置

3. 回顾课堂练习

4. 讨论在小组中呈现的信息

5. 结束指导会谈

6. 讲义——无

第八章 活动阶段——第6周

在第6周的小组讨论中,知识部分重点介绍了多动症的药物,旨在帮助学生更加了解这种治疗形式。此外,还介绍了管理长期项目和论文的应试策略和技巧。小组参与者还接受了使用适应性思维技能的指导,使他们能够坚持进行多动症的治疗。导师对学生的行动进行审查和完善,帮助他们创建学习计划,调整他们的学习空间,并练习他们的适应性思维技能,适用于情绪困扰、危险行为。导师还会澄清关于小组中所呈现的新信息的任何问题,并帮助学生根据个人需求调整应试策略和长期项目。在使用适应性思维技能以提高治疗依从性方面也提供了类似的帮助。

第一节 第6周——小组会谈

一、开始小组会谈

再次检查与 ACCESS 项目相关的一般问题,并将需要较长时间答复的问题留给导师解决。

二、多动症知识

1. 多动症的药物治疗

本次会谈的主题是使用药物治疗多动症。因为这是一个非常受学生欢迎的话题,可以让他们进行广泛的对话,所以通常有必要为这个讨论设置一个特定的时间限制,以确保议程中的其他问题都能得到充分解决。

对于担任组长的非医务人员,也有必要说明你的专业界限的限制,如"我不是医生,不能提供医疗建议。我们将讨论的信息是基于已发表的研究结果,而不是医学建议。"

开始讨论的一种方法是让小组成员分享他们治疗多动症药物的经验。一般来说,学生喜欢分享他们使用不同药物的经验,经常会提出各种观点和很多问题。因此,尽可能多地了解多动症药物是很重要的。

促进进一步讨论这个话题的一个极好的方法是分发最新的多动症药物图表的印刷版,该图表可通过国家多动症资源中心(https://chadd.org/for-parents/medications-used-in-the-treatment-of-adhd/)在线获得。

2. 基本原理

讨论的目的是提供关于多动症药物的准确和详细的循证信息,这样学生们就能与处方医生共同商讨,做出明智的药物决定。无论学生是否选择服用药物,他们都可以从了解可用的药物、每种药物的优缺点、药物的工作原理、对药物的现实期望以及如何优化药物的使用中受益。这些知识,加上他们对自身和自身需求的了解,将使他们能够对自己的治疗做出明智的决定。

3. 药物的基本知识

首先要强调的是,有广泛的研究支持使用药物治疗多动症,特别是刺激性药物。告知小组,兴奋剂药物已被证明对至少 80%~90% 的服用者有效。因此,药物有时是处方医生推荐的首选药物。

兴奋剂是治疗多动症最常用的处方药,接下来会针对兴奋剂的作用方式提供一个很基本的解释。需要注意的是,在大脑中参与行为抑制过程的区域,兴奋剂增加了神经递质多巴胺的可用性。有了更多的多巴胺,大脑的行为抑制区就能更好地发挥作用,提高个体在行动前暂停其他行为以更好地集中注意力的能力。

口服这类时药物见效快,30 分钟内就开始起作用。它们的治疗效果也会很快消失,持续时间短至 4 小时(短效制剂),最长可达 10~

12小时(长效制剂)。同时指出,与其他药物不同的是,兴奋剂不需要在血液中积累就能起作用。因为它们是快速作用的,如果需要,它们可以被短暂地停止一段时间(例如一天、一个周末),然后毫无困难地恢复。

除了说明短效和长效兴奋剂的区别外,一定要提到兴奋剂药物的许多其他不同之处。引导小组注意国家资源中心的药物图,以促进讨论。例如,提醒小组注意有两类兴奋剂药物——哌醋甲酯产品(如利他林)和安非他明盐产品(如阿得拉)。兴奋剂药物的其他不同之处还包括它们的给药方式(药丸和药物)及其不同的释放模式(例如双峰与连续)。总的来说,要做的是让学生了解有很多兴奋剂药物可供选择,他们应该与他们的处方医生讨论,以确定哪一个可能是最适合他们的。

作为讨论的一部分,也要强调当按照处方医生推荐的时间表服用时,刺激性药物是最有效的。由于种种原因,许多大学生发现很难坚持药物治疗方案。例如,许多学生报告说,他们一周内的睡眠时间和起床时间都在变化,因此,他们无法在每天的同一时间服药。此外,学生的课程表可能不规律,很难使他们的课程表与他们的药物治疗方案相匹配。例如,一个学生在周二和周四的4点到5点半上课,他可能会在这几天的晚些时候服用药物,这样他们就能在上课时更好地集中注意力。不幸的是,这可能会导致在那几天晚上更难入睡。理想情况下,学生应该与他们的处方医生讨论药物选择,并共同确定最符合他们个人医疗、行为和生活方式需求的药物。

4.调整药物和应对副作用

多动症患者通常需要调整他们的药物选择和剂量,才能找到最佳的药物方案。将这种经历正常化可以帮助学生避免因尝试多种药物和过早停药而产生的挫败感。

与学生一起回顾兴奋剂药物最常见的副作用,包括睡眠问题和食欲抑制。找出控制这些副作用的方法,比如在早上服药,这样副作用在睡觉前就会消失。另一种策略是在服药前早上吃一顿健康的、有饱腹感的早餐,这样食欲抑制就不会影响到当天的饮食。其他建议可能包括在智能手机上设置吃零食或吃午餐的提醒,或将零食带到校园,这样即使学生们白天没有吃饱饭,也能获得健康的饮食。

学生们可以选择自愿透露他们自己对潜在副作用的亲身经历。如果发生这种情况,承认他们观察的重要性,同时建议他们与处方医生分享他们对潜在副作用的担忧。

5. 改变的现实目标

最后,与学生讨论治疗改变的现实期望。换句话说,人们有理由期待药物能延长注意力持续时间。相比之下,药物不会让一个不喜欢数学的学生喜欢做数学作业。同样,药物本身也不会影响动机。一个完全没有动力完成学业的学生在服药时也不太可能完成学业。然而,事实是,药物可以让学生集中注意力的时间更长,从而带来成就感和自信,从而提高动力。因此,许多学生在开始一个有效的药物治疗方案后,会有更大的动力。

药物治疗的话题经常会引发一场关于适应不良的讨论,认为药物治疗是一种"欺骗",或者让学生的事情变得"容易"。患有多动症的大学生经常在一定程度上相信这种想法。了解药物的作用机制是纠正这种错误观念的有效途径。因此,要强调药物可以矫正大脑功能,帮助多动症患者的大脑功能更接近于非多动症患者的大脑功能。此外,指出虽然药物有助于提高注意力,但仍然有必要把注意力集中在正确的事情上。换句话说,虽然药物可以治疗注意力缺陷多动障碍的症状,但学生是决定把注意力集中在学业、家务或其他重要活动上的人。

三、行为策略

1. 开始行为策略部分

检查小组在过去一周有效学习的策略使用情况。帮助他们解决问题,克服障碍,并提供必要的支持和鼓励。接下来,介绍当前讨论的行为策略主题:应试技巧和管理论文及长期项目。

2. 一般考试的技巧

为了吸引学生,要求他们阅读讲义6.2中列出的考试技巧,然后讨论他们已经使用过或认为有帮助的技巧。或者,让他们说出他们从未听说过或尝试过的策略。这使得小组组长可以通过逐一列出策略来避免对学生进行说教。作为讨论的一部分,一定要强调几个考试技巧的重要性,包括仔细阅读说明、先回答容易的问题,然后再回答难的问题,在上交考卷之前回顾检查答案。

3. 正确或错误问题策略

再次强调,在复习这个话题时,引导学生注意讲义。强调"如果一个陈述是真实的,陈述的所有部分都必须是真实的"和"如果陈述的任何部分是假的,那么整个陈述都是假的"。还要指出,限定词(例如经常、可能、很少、有时)倾向于使一个陈述为真,而绝对词(例如总是、从不、所有、每个人)倾向于使一个陈述为假。

4. 多项选择题策略

首先问他们如何做多项选择题。除了他们可能提到的任何方法,一定要指出以下的指导方针:仔细阅读问题,圈出棘手的单词和短语,如"除了……外";在阅读答案选项之前想好问题的答案;在选择一个选项之前阅读所有的选项;划掉已知不正确的选项;使用已知答案的问题中的信息来帮助回答其他问题。

5. 作文题策略

讨论回答论文问题的策略,包括仔细阅读提示或说明,在开始写作之前组织思想,转述原始提示或问题来创建一个介绍性陈述,概述需要涵盖的要点,在开始写作之前预算时间来解决每个论文中的问题。

6. 管理论文和长期项目

首先鼓励学生回想第3周关于拖延症的讨论,因为拖延症通常是学生在完成长期项目和论文时发现的最大障碍。作为提醒,请学生找出自己拖延的原因。反过来,这将有助于引导学生选择策略来帮助管理这种拖延症。在接下来的讨论中,请参考讲义6.3,以获得管理长期项目和论文的策略列表。

7.将其分解

学生们经常报告说,他们在做一个项目时会拖延,因为感觉压力太大,或者他们描述说"不知道从哪里开始"。为了解决这些障碍,鼓励学生将较大的项目分解成较小的步骤,这些步骤可以列在任务清单上,或写在计划表上,每个步骤都有合理的截止日期。通常情况下,这些小的步骤不会让人觉得那么难以承受。此外,通过将任务分解成更小的步骤,学生可以直观地监控他们完成项目的进度,这可以作为继续学习的动力。

一个相关的策略包括为更大的项目设定"时间目标"。例如,与其设定"写两页"的论文目标,学生可以设定30分钟的论文目标,或者他们之前确定的在他们的典型专注时间内的任何时间。当学生们设定了明确的时间目标时,他们逃避长期项目的可能性就会降低。

8.其他技巧

鼓励学生考虑在完成项目的小步骤时奖励自己。例如,他们可以在完成目标后计划一个他们感兴趣的活动,或给自己买一份零食。写论文的具体技巧包括大声朗读论文,找出拼写错误、语法错误或不恰当的措辞;从写作中心或教授那里获得帮助;使用语音识别软件。听写软件可能对那些很难通过写作表达自己的学生特别有帮助,因为它允许他们口头表达自己的想法,并将其转化为文字。如果学生反映"文思枯竭",鼓励他们试着自由地写下自己的想法和思路,而不是一开始就担心编辑或标点的问题。这可以帮助他们快速开始写作过程,随后他们可以回去编辑他们的写作。

最后,提醒学生使用适应性思维策略来管理与大型项目拖延相关的无益想法的重要性。学生可能会报告的一些常见想法包括,"这对我来说太多了""我做不到""这永远不会完成"或"我从不提前开始写论文。"学生也可能报告中立或过度积极的想法,如"我在最后一分钟做得更好"或"我以后再做吧"。记住要帮助学生评估这些想法是帮助他们还是伤害他们。适应性思维策略也可以用来管理这些类型的想法。

9.分配课堂练习

在行为策略部分的最后，请学生确定一个他们愿意在下周尝试的技巧。提醒他们，他们的导师会检查他们的进度。

四、适应性思维

1.开始适应性思维部分

在简要回顾了使用适应性思维应对负面情绪和有害诱惑之后，为今天的小组介绍一个新话题:使用适应性思维坚持治疗多动症。对学生在课外适应性思维的使用情况进行简要检查，排除具有挑战性思维的困难，鼓励学生在课外继续使用适应性思维，以加强对适应性思维的掌握。

2.用适应性思维坚持治疗

引导学生注意讲义6.4。发起一个小组讨论多动症症状和相关行为可能影响治疗的方式(例如药物、咨询、学校提供的相关设施)。一些例子包括忘记服药或补充药物、忘记预约或迟到、冲动地停止药物或治疗。

患有多动症的学生经常会冲动地转向新的治疗策略。例如，学生们可能会在使用纸质计划表数周后，突然报告说他们想从纸质计划表切换到新的在线计划系统。帮助学生评估这样的改变是否是一个明智的决定，或者这种改变是否反映了对新的和不同的东西的冲动需求，这从本质上比保持以前的策略更令人兴奋。虽然最终决定权在学生，但帮助学生认识到他们的潜在动机和他们的决定的潜在利弊。

接下来，鼓励小组成员找出一些可能影响坚持治疗的不良想法。可能的例子包括"我没有时间做这个"或"我尝试过这种治疗策略，但它不奏效"或"我永远无法改变。"使用3栏思维记录表分析的方法来帮助学生完成挑战这些不良思维的过程，提醒他们识别这些想法中反映的不适应性思维模式,并引导他们使用建议的问题,产生更现实的替代想法。

学生们有时会发现,考虑他们未来的自己会如何欣赏他们在治疗中的进步是有帮助的。例如,要求学生考虑如果他们完成了治疗,或者如果他们实现了个人目标,他们会有什么感觉。学生们通常预测他们会感到自信、有成就和自豪。帮助他们挖掘这些预期的未来情绪可以增加他们对治疗的投入。这对患有多动症的学生尤其重要,因为他们经常难以实现长期目标。一个相关的策略是帮助学生回顾他们过去没有坚持完成目标的事件,他们可能因此而经历了负面后果。反思这些经历也是学生学习动力的重要来源。

3. 分配课堂练习

鼓励学生在课堂练习中继续使用适应性思维分析和提问,以帮助挑战和取代不良适应性思维。和之前的课程一样,提醒他们,他们的导师也会检查他们对这些技巧的使用情况。

五、结束小组会谈

在结束课程时,总结本课程的课堂练习作业,包括尝试至少一种应对考试、论文管理和长期项目的行为策略。学生还应该继续练习适应性思维技能。

第二节 第6周——指导会谈

一、回顾

了解自上次指导会谈以来学生的最新情况。在相关的情况下,继续讨论你在上一次会谈结束时注意到的对学生很重要,但在常规议程中可能不会自然出现的话题。

二、共同商议议程设置

简要概述会谈的内容,包括检查课堂练习作业和回顾小组会谈的材料。在小组会谈中,学生们学习了用于治疗多动症的药物、考试、论文管理和长期课堂项目的策略,以及适应性思维如何帮助个人坚持治疗。如果回顾中涉及的话题似乎能产生更多与学生需求相关的对话,建议将其添加到议程中。

三、回顾课堂练习

简要地跟进前一周讨论过的待办事项或练习项目。对于这个会话,请确保检查以下项目:

- 学生是否使用他们的计划表来制订一周的学习计划?
- 学生是否确定并调整了他们的学习空间?
- 学生是否练习了6栏思维记录表?
- 学生是否把小组中的讲义带到了指导会谈中?
- 一定要跟进学生选择在课堂练习的其他内容。

对任何完成这些任务的人给予热情和积极的反馈。保持中立,不要对没有完成的练习反应过度;但是,请学生在下周跟进重要的项目,一定要在总结的时候提醒他们这些东西。

四、讨论在小组中呈现的信息

1. 多动症知识

开始讨论多动症药物治疗的一个好方法是询问学生在这类治疗方面的个人经验。指导讨论的问题包括:

- 你服用过治疗多动症的药物吗?
- 你有没有想过为什么有必要服用多动症药物?
- 你对目前服用的多动症药物满意吗?

这个话题可能会引起扭曲的思考(例如,“我不应该接受调解。”)或错误的思考(例如,“多动症药物不好。”)。准备好提供基于证据的信息,并尽量消除关于多动症药物的常见误解。

学生："我曾经服用过治疗多动症的药物,但当我服药时,我感觉不像'我'了。它看起来像是我父母的小帮手,而不是我的。"

导师："在儿童时期被诊断患有多动症的青少年中,这是一种常见的经历。导致多动症诊断的困难首先是由成年人认识到的,而很可能不是你。"

学生："是的,我想在我十几岁的时候,我就'受够了'。我不想再和多动症打交道了,现在我知道我的症状是如何影响我的了,我只是不确定我是否想每天吃一片药。"

　　进行一次关于在大学期间使用药物治疗多动症的对话。许多大学生有不同的时间表,可能不需要在每天相同的时间内服用多动症药物。与学生讨论他们的需求,并讨论在会见处方医生时如何进行解释。许多学生发现,把信息和问题写下来给医生,帮助他们记住讨论这些话题是很有用的。这些信息可能包括他们服用多动症药物的历史(例如,他们服用了什么剂量、他们喜欢或不喜欢什么)、他们对多动症药物的需求、关于副作用的问题等。

导师："这是成年人的优势。你现在掌握了主动权,可以利用信息和自我意识与医生合作,找到最合适的治疗方案。你可以向医生反馈你的需求。"

学生："那是真的。我不记得有什么意见。我妈会说出来,然后我就得接受她和医生给我的治疗。我记得从早餐前后一直持续到下午。"

导师："这是一个很棒的观察。我们在大学的课程表可能和你早年上学时不一样。一些大学生更喜欢短效药物,他们可以在需要高度集中注意力的任务和活动中使用,并在其余时间使用行为策略。其他人则采用长效和短效相结合的方法来满足各种需求。"

学生："太酷了!我想我准备好再试一次了。你觉得我该吃什么药?"

导师："这是一个问你的处方医生的好问题。我们来谈谈用药时的一些优先事项。我们可以从这个列表中对不同的可用类型进行比较,从而获得一些我们更偏好哪种药物的想法。当你和医生交谈时,你可以分享你的优先事项和药物偏好。"

提示:了解在校园和社区有哪些治疗多动症的处方。在学校接受多动症药物需要什么材料?学生是否需要获得更新的评估?准备好指导学生完成所需的步骤。

2. 行为策略

①参加考试

讨论学生的考试经验,并提供一般的应试技巧。确定考试的哪些方面对被指导者来说是最难的,并讨论可能与被指导者相关的个性化策略。讨论针对不同类型的考试题目的不同策略,包括判断题、多项选择题、简答题或论述题。同时也要提出一般性的应试建议,包括拖延和临时抱佛脚的利与弊。为了促进这个讨论,可以考虑问:

- 你们上课一般都参加什么类型的考试?
- 你在什么样的考试或问题上表现最好?对你来说什么是最难的?
- 考试前一天你会做些什么?
- 当你坐下来开始考试时,你可以做些什么?

提示:了解学校的相应辅助服务条件,比如延长考试时间和配备私人考场。许多学生都不愿意使用这项服务,所以讨论一下这些服务的好处,帮助他们消除不适应的想法或误解可能是有用的。

②管理论文和长期项目

讨论被指导者目前使用什么策略来管理通常在学期末到期的大项目。解决与拖延症有关的问题。强调将大项目分解成可管理的小步骤的重要性。例如,如果一名学生把"期末论文"放在他们的任务清单上,他们可能会感到不知所措,不知道该从哪里开始。相反,如果被指导者将论文分解成更小的步骤——研究论文主题、创建大纲、写介绍、写正文、写结论、检查和编辑，然后去写作中心开始这些任务，可能会更容易。帮助学生估计完成每项任务需要多长时间，并在计划中安排完成每项任务的时间。提醒学生在截止日期前给自己足够的时间完成任务。指导这部分讨论的问题包括：

- 你在写论文时遇到过什么困难？
- 当你写论文的时候，有哪些策略对你很有效？
- 你是否有时会推迟开始一项任务或任务？是否完成某类任务会比其他任务更加困难？

学生："实际上，我写的每一篇论文，不管是一页还是十五页，都是在截止日期的前一天完成的。有时甚至完不成，虽然得到了延期许可，但总是很晚才交。"

导师："当这种情况发生时，你会告诉自己什么？"

学生："我不知道！那时候我都快抓狂了。我知道我需要早点开始，但我就是无法激励自己行动起来，直到最后期限即将到来。"

导师："嗯，压力或焦虑是我们身体释放的自然信号，告诉我们需要解决问题或选择一种行动。在这么大的压力下，你的论文写得怎么样？"

学生："我写得最好的论文都是在最后一刻才完成的！"

导师："这真的是你最好的作品吗？"

学生："可能不是。我觉得我在内容上做得不错，但我知道我可以做得更好。特别是因为我没有时间编辑或校对，所以在语法和拼写上犯了很多粗心的错误，或者论文显得杂乱无章。"

导师："你对此感觉怎么样？"

学生："易怒、压力很大，然后疲惫。我讨厌自己那样做事的时候。"

导师："我想知道有没有一种方法可以把完成论文的最后期限提前一些。你可以把它们写进你的计划里，甚至为自己在这些小截止日期前完成而设置一些奖励。小目标不需要那么多的注意力,所以看起来不那么令人生畏。"

学生:"是的,我可以那样做。我可能还是会抗拒,因为我知道这不是真正的截止日期。"

导师:问责制有用吗? 你可以让一个好朋友、你的父母之一,甚至是我作为一个负责任的伙伴,在每个截止日期前都跟进你的最新进展。另一个有帮助的方法是和教授约个时间,计划看一遍你的大纲或部分论文的草稿。"

学生:"这对我可能有用! 如果我什么都没有完成,我会觉得很尴尬,所以这可以帮助我更早地完成一部分工作,这样我就能得到反馈,也许能写出他们期望看到的作品。"

提示:学生们通常喜欢"5 分钟"练习,帮助他们开始做一项他们一直在逃避的任务。例如,一名学生可能会告诉自己,他们只需要在某件事上工作 5 分钟,然后就可以停下来了。设置一个 5 分钟的计时器,然后开始工作。通常情况下,学生们发现,一旦他们开始工作,他们可以持续工作超过 5 分钟,并完成很多工作。

通过创建一个主待办事项清单,帮助学生确定本学期剩余的所有大型任务。创建这个列表可以帮助学生跟踪多个任务,以免忘记任何事情。看到这份清单会让人望而生畏,不知所措,所以要提醒学生们,如果他们在学期开始的时候就列了这份清单,那可能要长得多。鼓励学生,提醒他们本学期已经完成了多少任务,以及他们可以如何利用自己的策略来完成剩下的任务。建议将主待办事项清单按优先顺序排列,并使用他们的计划表安排时间来完成这些任务。一定要制作一份主待办事项清单的备份,以备将来参考。

3. 适应性思维

如果被指导者完成了他们的实践思维记录,检查思维记录并在需要时提供建议。如果被指导者没有完成记录,可以在课堂上使用被指导者提到的内容进行练习。例如,在关于考试的讨论中,被指导者可能会表达:

导师:"当我们谈论考试的时候,你提到你一开始考试就会感到焦虑,可以和我谈谈具体情况吗?"

学生:"是的,即使我觉得我学得很好,我知道答案,但当我读到第一个问题时,就好像所有的知识都离开了我的大脑,我觉得我这次考试会不及格。"

帮助被指导者挑战他们最初的想法,用一个更现实的替代想法取代它,从而导致更适应的行为。

导师:"好的,我们已经确定了情况和你的最初想法,让我们完成剩下的步骤。在那一刻,你有什么感觉?"

学生:"焦虑。有时候我的恐慌症好像要发作了。"

导师:"好吧,你现在就在那个时刻,你要把那种感觉作为一个信号,从你的心理工具箱中拿出你的适应性思维工具。下一步我们应该做什么?"

学生:"我要停下来,想出一个能反映更现实结果的替代想法。我知道这是一个非常戏剧化的结果。"

导师:"好,很好,这听起来像是灾难性的想法。那么,你的新想法是什么?"

学生:"我会告诉自己:'我努力学习过了,我可能回答不出第一个问题,但还有很多其他的问题,我并不是一定会不及格。'然后我会深吸一口气,看一遍整个试卷,然后从我知道答案的问题开始回答。"

导师:"好! 现在使用你的适应性思维,下一步是什么?"

学生:"我有多相信这个想法,以及我现在的感受。我想大概是80%,现在我还是很紧张,但我已经不那么焦虑了。我已经准备好应付考试了。"

导师:"太好了! 正是你考试需要的能量! 不再是让你的大脑紧张到忘记你学过的所有知识那一种模式了。"

举一个与这段对话内容相关的新例子,以下提示可能有助于指导学生提出相关的例子:

- 你是否注意到有任何想法阻碍了你坚持参与 ACCESS 项目、药物治疗方案或其他治疗方案?

- 适应性思维技能如何帮助你处理这些情况？

如果学生在举例子时遇到困难，可以考虑举以下假设的例子：

- 你忘记在考试前服用药物。你对自己说："我要等到考试结束，反正伤害已经造成了。"
- 你觉得每周参加小组会谈和指导太浪费时间了。你会对自己说，"我没时间做这个，我还是退学吧。"

五、结束指导会谈

根据需要检查目标。有什么已经完成或需要修改的吗？还有其他需要讨论的话题吗？在这里，你可以处理之前讨论中没有涉及的主题。最后，根据需要回顾和澄清你希望学生从现在到下次指导会谈期间要做的细节，包括：

- 把所有的小组材料带到下一次指导会谈；
- 如果学生即将参加考试，尝试使用推荐的应试策略；
- 查看一篇论文或项目的教学大纲或作业细节，并使用行为策略将其分解为待办事项清单上可管理的步骤；
- 练习使用 6 栏表记录思维，以解决至少一个影响考试、完成长期项目或论文或坚持治疗的不良适应性思维的例子。

确认下次预约的日期和时间。要求学生写下或设置提醒，并在自己的计划表或日历上模仿类似的行为。

第三节　第 6 周——小组议程

1. 开始小组会谈

①多动症知识

- 促进小组讨论药物治疗经验。
- 展示并讨论有关多动症药物如何工作的知识、不同类型的多动症药物以及药物选择（例如，立即释放与延期释放）。
- 展示并讨论有关潜在益处和副作用的信息。

②行为策略

- 介绍并讨论一般考试技巧和策略。
- 展示并讨论管理长期项目和论文的策略。

③适应性思维

- 促进小组讨论多动症症状如何干扰治疗。
- 促进小组讨论不良适应性思维模式如何干扰治疗。
- 通过与多动症治疗相关的挑战性不良适应性思维模式的例子。

2. 结束小组会谈

- 解决可能出现的任何问题。
- 回顾完成课堂练习作业的详细信息。

3. 讲义

- 6.1 第6周小组会谈的封面
- 6.2 参加考试
- 6.3 管理论文和长期项目
- 6.4 运用适应性思维坚持治疗

第四节 第6周——小组讲义

讲义6.1

ACCESS

建立校园联系,促进学生成功。

第6周——小组讲义

- 6.1 第6周小组会谈的封面
- 6.2 参加考试
- 6.3 管理论文和长期项目
- 6.4 运用适应性思维坚持治疗

讲义 6.2

参加考试

1. 一般考试提示

- 睡个好觉,确保考试前吃点东西。
- 坐在前面,减少分心。
- 仔细阅读所有说明。
- 先做最简单的题目。
- 不要将题目留空! 猜一猜,做第一步,写下一些信息。
- 交卷前检查一下。
- 考试成绩发布以后,回顾做错的题目,以便为下一次考试做准备。

2. 判断题策略

- 要使语句为真,所有部分都必须为真。
- 限定词(经常、可能、可能、很少等)倾向于使陈述真实。
- 绝对词(总是、只、绝对、从不等)往往伴随着虚假的陈述。
- 注意改变意思的否定词或前缀(un-、non-、mis-等)。

3. 多项选择题策略

- 圈出需要特别注意的单词或短语("除……之外"和"不正确的")。
- 在阅读选择之前预想一个答案,然后寻找最匹配的选择。
- 阅读所有答案选项。
- 划掉明显不正确的答案。
- 利用题目中的信息来帮助你回答不知道的问题。

4. 论文问题策略

- 仔细阅读题目要求。
- 写作前整理思路——考虑创建一个简短的大纲。
- 对原问题进行复述,形成一个介绍性陈述。
- 仔细安排你的时间。

讲义 6.3

管理论文和长期项目

1. 将其分解

- 使用你的计划表和待办事项清单来管理长期项目
  - 把项目分解成小的、容易完成的步骤。
  - 如果一个步骤看起来很困难,就把它分解成更多部分。
  - 估计完成每一步需要多长时间。
  - 用你的计划表划出大块的时间来完成每一步。
  - 为每一步设定最后期限也会很有帮助。
- 开始往往是最难的部分! 如果你感到停滞不前,那就朝着你的目标做点什么,无论多么微小。
- 完成每一步后奖励自己(例如打电话给朋友、吃点零食等)。

2. 论文提示

- 把写作过程分解成更小、更容易完成的步骤。
- 尽早开始。
- 在写作和校对之间休息一下——这会帮助你以"全新的眼光"对论文进行检查。
- 大声朗读你的期末论文,找出语法错误、不恰当的句子和粗心的错误。
  - 考虑让一个朋友大声朗读你的论文。
- 考虑从校园资源中获得帮助
  - 导师或学术教师可能会帮助你进行头脑风暴、组织、写作、编辑。
  - 导师可以选择外部支持,以帮助在截止日期前完成论文。
- 考虑向教授寻求帮助
  - 如果可能的话,召开会议讨论进展。
  - 有些人可能愿意请教授帮忙审阅论文草稿(一定要在截止日期前提前询问)。
- 考虑使用听写软件。

- 如果有写作障碍应该怎么办
  ○ 尝试自由地写下想法,不要停下来判断格式、语言组织是否正确。

讲义 6.4

用适应性思维坚持治疗

1.哪些类型的适应不良思想阻碍了多动症的治疗

- "我一直都是这样——我无法改变。"
- "我完成不了任何事情。"
- "我今天早上忘了看我的计划表,现在也没必要做了。"

2.不良适应性思维的类型

- 非黑即白的思维模式。
- 妄下结论
- 读心术。
- 预知未来。
- 过分概括。
- 小题大做。
- "应该"表述。
- 心理过滤。
- 否定积极因素。
- 标签化。
- 个性化。
- 情绪推理。

3.帮助你挑战自动思维的问题

(1)有什么证据能证明自动思维是正确的?
  有什么证据能证明自动思维是错误的?

(2)还有别的解释吗?

(3)可能发生的最坏情况是什么? 我能熬过去吗?
  最好的结果是什么?
  最现实的结果是什么?

(4)相信自动思维的结果是什么? 改变我的想法会有什么影响?

(5)如果一个朋友在这种情况下有这样的想法,我会告诉他什么?

场景	自动思维	情绪或行为	替代想法	对替代想法的信任程度	新的情绪或行为

第五节 第6周——指导议程

1. 回顾

2. 共同进行议程设置

3. 回顾课堂练习

4. 讨论在小组中呈现的信息

5. 结束指导会谈

6. 讲义——无

第九章　活动阶段——第7周

在第7周,小组成员共同学习了关于多动症循证心理社会治疗的知识,还讨论了支持健康生活方式和与他人建立牢固关系的行为策略,以及维持积极关系的适应性思维策略。指导会谈为解决关于多动症的心理社会治疗的诸多问题提供了一个机会,帮助学生实施和适应健康的生活方式和关系策略,并精炼使用与关系问题相关的适应性思维技巧。

第一节　第7周——小组会谈

一、开始小组会谈

在小组会谈开始时,请回答上次小组会谈的遗留问题,上次小组会谈讨论了应试策略、做长期项目和论文的建议,以及坚持治疗。

二、多动症知识

为小组提供关于多动症的心理社会治疗的准确的、循证的信息。为了促进这次讨论,请小组使用讲义7.2。介绍这个话题时要强调的是,虽然有许多治疗多动症的方法,但其中许多还没有被证明有效。通过了解哪些治疗方法得到了严格的研究结果的支持,如果学生希望在未来寻求心理社会治疗,这会帮助他们做出更明智的选择。

提醒患者为什么寻求以证据为基础的治疗服务很重要。实际上,这意味着在接受治疗后,与那些没有接受治疗的人相比,有更多的人"病情好转",他们的日常生活功能得到改善。虽然这并不意味着它对每个人都有效,但一个人从循证心理社会治疗中受益的机会比缺乏研究支持的心理社会治疗要大。

在此背景下,概述现有的成人和大学生多动症循证治疗方法。特别要注意的是,有证据支持成年人适用于认知行为疗法(CBT)、辩证行为疗法(DBT)和正念疗法。多动症的指导也可能有帮助。简要识别 CBT、DBT 和指导之间的主要区别。作为讨论的一部分,请注意实施 CBT 和 DBT 的从业者通常都接受过提供心理健康服务的培训,而多动症教练可能或可能没有接受过心理健康方面的培训。缺乏这方面的培训,多动症的教练可能无法充分准备好处理可能出现的抑郁、焦虑或其他心理健康问题。

用领域状态的总结来结束小组会议的知识部分。具体地说,尽管对患有多动症的大学生心理社会治疗研究有限,但目前的研究结果一致表明认知行为治疗对这一人群是一种有用的治疗方法。根据我们的研究团队最近完成的大型多地点随机对照试验的结果,向学生说明 ACCESS 是一个 CBT 取向的项目,有强有力的证据证明其有效性。

三、行为策略

1. 开始行为策略部分

对学生的课堂练习做简短的检查。本周,学生们将尝试一种应试技巧或管理论文和长期项目的技巧。要求学生讨论他们对这些技术的使用,并根据需要提供鼓励和解决问题的技巧。

2. 健康的生活方式

分发讲义 7.3,介绍健康生活方式的主题,同时向学生科普这种生活方式的基本原理。请注意,当大多数人保持健康的生活习惯时,他们在日常生活中表现得更好,如保持充足的睡眠、营养的饮食和定期锻炼。

一些学生可能会问多动症症状是否可以通过饮食和锻炼来治疗。虽然没有确凿的证据表明饮食和锻炼可以有效地控制多动症症状,但如果有健康的习惯,多动症患者可能会感觉更好,也能更好地应对多动症。因此,保持健康的生活方式可以在改善多动症患者的生活质量和表现方面发挥重要作用。

3. 保持健康

请学生描述他们是如何保持健康的。例如,选择有营养的食物、定期锻炼或获得充足的睡眠。鼓励学生进行规律而健康的饮食,并喝充足的水。讨论健康睡眠习惯的重要性,包括保持规律的起床时间和就寝时间、建立一致的就寝时间和晨起时间安排。告诉学生,每天在同一时间起床和在同一时间睡觉有助于调节睡眠模式,使入睡和醒来更容易。在睡前和早上建立规律的作息时间也会有帮助。可以把日常活动作为提示信号,告诉你是时候起床或睡觉了。

学生们经常报告早上很难起床。鼓励大家讨论让自己更容易醒来的方法。一种选择是在房间的另一端放一个闹钟,这样你就必须要下床去关掉闹钟。对于那些受闹钟影响不大的学生来说,有很多闹钟应用程序可能会有帮助。在闹钟关闭之前,一些应用程序会要求用户完成一项任务,比如一道数学题或问答题。也可以询问学生是否有其他的想法或建议来解决这个问题。

4. 放松

讨论对抗和减少压力的技巧。这包括识别压力的早期迹象,并使用有效应对压力的策略。请学生列出他们自己的一些早期压力迹象。要强调的是,他们越早解决压力,就越有效。帮助学生确定可能有助于应对压力的策略。这可能包括深呼吸练习、瑜伽、渐进式肌肉放松练习、正念练习和积极的想象练习。

提示:带领学生进行深呼吸或肌肉放松练习是增加课程参与度的一种好方法。学生们还喜欢讨论和分享正念和深呼吸的应用程序。

5. 有效地使用药物

开展一个关于多动症药物使用的讨论对话。提醒学生,多动症药物在按照处方服用时效果最好,并帮助他们确定保持一致的药物治疗方案的策略。例如,如果学生报告自己记不起吃药,使用可视化提醒或药片收纳器可能会有帮助。

许多学生报告说,他们忘记在药用完之前补药。在大学生群体中出现的另一个问题是,学生的处方医生通常在远离校园的学生家乡工作,而学生还没有将他们的治疗转移到当地的医院。这种情况造成了后勤方面的挑战,对患有多动症的学生来说尤其难以应对。为促进这种治疗转移,向该群体提供校园内(例如,学生健康服务)和社区内可满足其药物管理需求的处方医生名单。

6. 处理人际关系

首先,让小组讨论在花在学习上的时间与花在人际关系和其他社交活动上的时间之间保持平衡的重要性。鼓励学生思考过多关注学业而忽视人际关系的弊端,反之亦然。反思这个话题可以帮助学生思考他们是否在学业和人际关系上取得了健康的平衡。这是开始讨论建立和维护关系的策略的一个很好的方式,在讲义7.4中有更详细的列举。

询问学生是否觉得交朋友或维持友谊很困难。一些学生发现建立友谊更难,而另一些学生则发现维持友谊更具挑战性。鼓励学生思考这个问题是为讨论关系策略奠定基础的另一种方式。

介绍结交新朋友的策略,强调计划和时间管理的必要性。学生可以在校园里参加社交活动,加入学生俱乐部或团体,以结识新朋友。学生可以通过在计划表中记录这些活动来计划这些活动,这将增加他们参加的可能性。接下来,介绍与他人互动的策略。例如,如果学生在社交场合害羞或不自在,那么在参加社交活动之前,他们可以事先准备好一个谈话话题或开场白,这可以帮助他们在这样的活动中感到更舒服,并做好准备。

接下来,开始讨论如何维持人际关系。需要向学生说明多动症对人际关系的负面影响,例如,忘记事件或重要的约会可能导致关系冲突、不经大脑思考的冲动发言或打断他人讲话可能导致争吵或伤害感情。再次强调,计划、组织和时间管理技巧可以减少这些问题。

例如,学生可以在记事本上记录朋友的生日或其他重要事件。使用记事本还可以帮助学生记住参加社交活动。他们甚至可以设置提醒,提醒自己定期与朋友联系。另一个策略是计划和朋友一起经常做的活动,比如每周的游戏之夜或电影之夜。计划和组织策略不仅仅适用于学术任务。它们也有助于维持牢固的关系!

7. 团队合作

在介绍这一节的时候,要注意到大多数学生都会偶尔被要求在大学课堂上与伙伴或小组合作。考虑到一些与多动症症状相关的人际关系问题,可以思考一些和他人有效合作的方法。帮助学生确定管理小组项目的策略。有用的策略包括记录项目中涉及的多个步骤和职责、分配到每个步骤的人员,以及截止日期和截止日期的列表。鼓励学生把所有这些信息都记录在他们的计划表中。此外,要提醒学生避免过度投入,因为很难估计完成任务所需的时间。学生可能在无意中承担了不合理的工作量。鼓励学生花时间仔细评估一项任务可能需要多少时间。

8. 专业化

讨论在某些情况下专业的重要性,以及学生在与同事、主管和教职员工互动时可以传达专业态度的各种方式。鼓励学生在与导师或老师交谈时使用更正式的语言,在与导师或老师交流时使用更正式的写作风格(例如,使用正确的拼写和标点符号,避免非正式的缩写)。此外,鼓励学生与同事和老师保持适当的界限。讨论适当的边界可能是困难的,因为不同的人可能对什么是"适当的"边界有不同的想法。解决这个问题的方法之一是帮助学生思考向别人透露过多信息的潜在后果。例如,让学生们分析与老师分享诸如"我因为宿醉而没上课"等信息的利与弊。

9. 分配课堂练习

要求学生选择一两个健康的生活方式策略和至少一个改善人际关系的策略,在下周进行练习。提醒他们,他们的导师会检查他们使用策略的情况。

四、适应性思维

1. 开始适应性思维部分

在引入新话题——用适应性思维改善人际关系之前,简要回顾一下上次小组讨论的主题(例如,使用适应性思维坚持治疗)。要求学生讨论他们在使用适应性思维技能方面的自信程度。在 ACCESS 课程的这一点上,大多数学生对自己识别、挑战和用适应性思维取代不适应性思维的能力感到自信。

2. 用适应性思维改善人际关系

这个讨论的目的是帮助学生了解他们的人际关系是如何受多动症影响的,然后考虑这些经历是如何影响他们对人际关系想法的。

为了引入这个话题,鼓励学生讨论多动症的症状和困难是如何影响人际关系的。例如,在谈话中打断别人,因为注意力不集中而不知道别人聊到了哪里,忘记了一些事情,或者因为计划不周而错过了和朋友在一起的时间。在本部分引导学生注意讲义 7.5。

鼓励学生识别可能阻碍人际关系的不良适应性思维(例如,"我交不到朋友,保持友谊对我来说太难了""我没有时间谈恋爱")。用人际关系的不良适应性思维帮助小组完成一系列分析练习。例如,如果一个学生报告说"维持友谊太难了",小组组长可以用"相信这个想法的影响是什么?"这个问题来帮助学生挑战这个想法。学生经常会提到自己感到绝望或沮丧,很容易放弃潜在的友谊。鼓励学生考虑改变这种想法的好处,包括拥有更多的友谊,提高现有友谊的质量,感觉更自信。发现这些潜在的好处可以增加用适应性思维取代不良适应性思维的动力(例如,"维持友谊确实需要时间,但也不是不可能。")。还指出,前面讨论过的行为策略可以与适应性思维技能结合使用,以解决这类情况。例如,学生可以设置给朋友发短信的提醒,作为一种保持联系和维持友谊的策略。

3. 分配课堂练习

要求学生使用适应性思维技巧继续练习具有挑战性的不良适应

性思维。一定要表扬他们在使用这些技巧方面取得的进步,并提醒他们,随着时间的推移,使用适应性思维会变得更容易、更有效。

五、结束小组会谈

提醒小组成员建议的课堂练习作业。具体来说,鼓励小组练习使用至少一种健康的生活方式策略和一种改善人际关系的策略,并将他们使用的适应性思维技巧应用到人际关系的情况中。此外,提醒学生们,下一个小组会谈将是本学期的第 8 次也是最后一次小组会谈,将专注于规划未来和讨论如何保持进步。

第二节　第 7 周——指导会谈

一、回顾

快速了解一下自上次指导会谈以来学生的表现。跟进上一次会谈结束时注意到的对被指导者很重要但可能不在计划议程中的主题。

二、共同进行议程设置

简要概述本次会谈的目标,包括检查会谈之间的练习,并回顾最近小组会谈中关于多动症的循证心理社会治疗、健康生活方式和健康关系的新知识。

三、回顾课堂练习

跟进前一周讨论过的任何"待办事项"或练习项目。在这一环节中,请确保解决以下事项:

- 学生是否尝试使用新的应试策略?
- 学生是否带来了他们的期末"待办事项清单"?
- 被指导者是否使用行为策略将一个大任务分解为容易完成的

步骤,并将这些步骤添加到他们的待办事项列表中?

- 学生是否练习了6栏思维记录表?
- 学生是否把小组会谈中的讲义带到了指导会谈中?
- 如果学生选择了其他练习内容,一定要跟进。

对任何完成这些任务的人给予热情和积极的反馈。保持中立,不要对没有完成的练习反应过度;但是,请学生在下周跟进重要的项目。一定要在总结的时候提醒他们这些事情。

提示:鼓励学生继续使用总结了本学期剩余任务的待办事项清单。除了促进这些任务的完成外,当他们划掉完成的项目时,这个待办事项清单会显示出整个项目的进度。

四、讨论在小组中呈现的信息

1.多动症知识

讨论关于多动症的其他循证心理社会治疗方案的知识。消除任何没有研究文献支持的治疗方案的神话,如饮食管理。讨论学生以前用过的治疗多动症的其他策略,以及这些策略是如何对他们起作用的。

导师:"迈克,我知道你用过药物,但你还做过什么来控制你的多动症?"

学生:"嗯,我小时候看过心理医生,但我们只是聊天和玩游戏。我不认为这有多大帮助。"

导师:"好吧,这和研究告诉我们的是一致的——像你描述的传统谈话疗法在减轻多动症的症状或影响方面不是很有效。"

学生:"是的,我们在小组中讨论了它如何帮助人们治疗其他疾病,比如抑郁症,但不是多动症。"

导师:"对的。你现在正在接受 ACCESS 项目的非药物治疗。这和常规治疗有什么不同?"

学生:"嗯,这更像是学习我能用的技能和策略。"

导师:"是的,完全正确! 你正在学习认知和行为策略。你还可以获得关于多动症的信息,这就是我们所说的心理教育。"

学生:"我绝对认为这比我小时候做的事情更有帮助!"

2. 行为策略

讨论建立和维持友谊的话题,以及本节中至少两个其他的话题。

3. 保持健康

与学生讨论如何保持健康。解决一些在大学校园里很难保持的健康问题,比如吃好、睡好、经常锻炼。很多学生在讨论大学期间很难保持健康的生活习惯后,都觉得深有同感。对于许多大学生来说,这是一种很常见的挑战。例如,多变的课程表和宿舍生活让人很难坚持固定的睡眠时间。讨论一些通常被认为是不健康的、但在大学生活中常常会出现的习惯(比如喝酒和吸毒)也会有好处,下面的问题可能有助于指导讨论。

- 在你生活的哪些方面你已经养成了健康的习惯?
- 在你的生活中有哪些方面你的习惯可以更健康? 你想要添加任何与健康生活相关的目标吗?

提示:对学生可能暴露的任何不健康习惯保持客观的评价。把健康的习惯当作"必须"来讨论是一种糟糕的适应性思维语言。相反,让对话以给予力量为基础,帮助被指导者确定他们已经做得很好的方面和想要发展的领域。

4. 放松

讨论放松技巧,如深呼吸、渐进式肌肉放松(PMR)、身体扫描冥想、可视化冥想、瑜伽、太极等。确定被指导者过去使用过哪些策略,以及他们将来可能希望尝试哪些策略。讨论放松策略是日常生活的重要方面,但尤其在压力大的时候(比如期末考试周),它可能特别有用。考虑使用以下问题来开始讨论。

- 你通常是如何处理压力的?
- 你觉得哪些事情能帮助你放松?

● 你试过在小组里学到的放松策略吗？

作为放松讨论的一部分，请学生列一张健康习惯和应对策略的清单，以便在遇到压力时使用。使用讲义7.7，鼓励他们添加5~10个他们认为可以帮助他们在压力大的时候放松的策略。例如冥想、PMR、坚持睡眠时间表、锻炼、利用校园资源、给朋友或家人打电话、出去散步等。确保他们确定了他们会实际尝试的策略。提醒学生把他们的减压策略清单放在手边，以便下次他们感到不堪重负时使用。

5. 有效地使用药物

解决与有效使用药物有关的问题。与学生讨论提高药物依从性的策略，如设置每天的听觉或视觉提醒。同时提醒学生，使用他们的计划表和手机提醒他们什么时候该续药可能是一个有用的策略。确保将这些策略个性化，以解决学生所经历的任何困难。首先，考虑这样问：

● 你有没有错记服药剂量的问题？

● 你能够记得按时服药吗？

提示：养成服药习惯的一个有效策略是将服药与已经形成的习惯相结合。例如，如果被指导者应该在早上第一次醒来时服药，那么首先要了解他们倾向于做什么。如果他们以看手机开始一天的生活，建议在他们晚上睡觉前把他们的药物和一杯水放在他们的手机旁边。

6. 建立和维持友谊

学生们通常表示，进入大学后很难建立和维持友谊。与学生讨论友谊，确定他们是否在这些方面有困难。即使是对那些没有患多动症的大学生来说，过渡到大学生活也是很难适应的。讨论策略并提供建议，比如使用他们的计划表和待办事项清单来为社交活动留出时间，并尽量减少社交场合的干扰（例如，与朋友在图书馆的私人房间学习，而不是在繁忙的咖啡店）。学生可能也会发现讨论他们的多动症症状如何影响他们与朋友的互动是很有用的。这里有一些让学生参与讨论的问题。

- 你在交朋友或交朋友方面有过困难吗？
- 你的多动症症状影响过你的友谊吗？
- 你有没有在平衡社交生活和学业上遇到过困难？

计划表是促进健康关系的有用工具。例如，如果一位朋友提到他们有一个重要的事件即将到来（例如大考、工作面试、生日等），把它添加到计划表中可以帮助学生记住。这些小细节对维持友谊大有帮助，这个计划表同样可以用来提醒学生与不在校园的朋友和家人保持联系。例如，学生可能会发现，在他们的计划中设定日期，与家乡的朋友或不同学校的朋友视频聊天是很有用的。

7. 团队合作

许多学生害怕小组合作完成学校项目。讨论保持组织和与小组成员沟通的策略，比如使用计划表和待办事项清单，以及与小组成员保持沟通。例如，在第一次小组会谈上创建一个共享文档通常是有用的，它清楚地列出了项目中某人在具体的截止日期前应该完成什么任务。讨论小组项目中学生遇到过的相似经历，并根据需要解决问题。例如，一些学生觉得他们比其他小组成员做的工作更多。或者，一些学生可能会因为他们的多动症而在团队工作中遇到困难。探索这种可能性，并提出建议，以解决在这一领域所显示出的任何问题。

8. 专业化

与学生讨论专业知识。这种对话将根据被指导者当前和以前的工作经验而有所不同。确定被指导者与老师、教授、经理、同事和同龄人的互动是否顺畅。提供在与学生相关的环境中保持专业性的策略和建议。例如，许多学生从讨论如何通过电子邮件与他们的教授互动中受益——提供如何称呼教授的建议，发送电子邮件前校对，以及保持边界感。鼓励学生使用教授喜欢的沟通方式，使用他们的专业头衔，并提前预约，这可能需要将这些添加到计划中，以便他们不会被忘记。这里有一些额外的问题，以促进进一步的讨论。

- 你的多动症症状对你的工作有影响吗？
- 你的多动症症状是否影响了你与老师、教授或工作主管的互动？

9. 适应性思维

如果被指导者完成了他们的思维记录，检查思维记录并在需要时提供建议。如果没有，在会谈中使用学生在会谈中表达的不良适应性思维进行练习。

导师："当我们谈论健康习惯时，我注意到你一直在说'我应该多锻炼。和高中相比，我的身材差太多了。'你说这话有什么感觉？"

学生："有罪，可悲。我已经觉得自己像个懒鬼了，因为我的学业进度落后太多了，一想到自己的身材有多走样，我就更难受了。"

导师："你与自己高中做比较，那时有什么不同？"

学生："嗯，我会运动，而且我父母会监督我完成作业，做饭给我吃(笑)。所以，我想对我来说，做所有的事情更容易。"

导师："好吧，那你的第一个想法准确吗？如果不是，你如何修改或替换它？"

学生："不，这并不准确。我可以说，'我想多锻炼。对我来说，在高中时更容易进行定期锻炼。'我可以恢复身材，但我可能需要一种新的方法。"

导师："太好了——你刚刚完成了思维记录的所有步骤，除了最后两个。这个新想法让你有什么感觉？你有多相信它？"

学生："这让我感觉更好，更有动力。我对自己太苛刻了。事情发生了变化，但并不是不可克服的。我百分之百相信这一点！"

举一个与当前主题相关的新例子。需要解决的一个重要问题是对维持友谊的不良适应性思维，以及多动症如何影响他们的关系。

导师："让我们来探索适应性思维如何帮助你改善与朋友和家人的关系。当你和别人在一起的时候，你会有什么想法？"

学生:"我总是担心自己会惹恼别人,因为我说得太多,打断了他们,或者不听他们说话。有时候,我甚至都不想和他们互动,因为我最终会把他们逼疯的。"

导师:"所以,有时候你会打断,一直都是这样吗?"

学生:"不,我的好朋友喜欢和我在一起,知道我很有趣,知道我愿意为他们做任何事。他们理解我,当我最好的朋友需要我集中注意力说话时,他们会把手放在我的胳膊上。"

导师:听起来你是那些你很熟悉的人的好朋友。

学生:"唉! 我只知道我惹恼了一些人,我不必和每个人都成为最好的朋友,但我可以多交几个好朋友。"

导师:"好吧,那你们最初的友谊是怎么开始的?"

学生:"我和我最亲密的朋友有很多共同点。我更容易注意到他们在说什么,因为他们感兴趣的东西我也感兴趣。一旦我对他们有了更多的了解,我就会放心地让他们知道我有多动症,以及当他们需要我倾听时,他们如何能引起我的注意。"

导师:寻找共同点听起来是更好地了解别人的好方法,也能让你成为一个更好的倾听者。我们把这个写进思维记录里,看看情况会如何发展。"

除了检查特定的情境外,在社会情境中使用思维记录的额外练习可以通过以下例子实现:

- 朋友没有给你回电话,你可能会想,"他们根本不在乎我。"
- 如果你在校园里路过一个你认识的人,他们不向你打招呼。你对自己说,"他们一定生我的气了。"

五、结束指导会谈

根据需要检查目标。有什么已经完成或需要修改的吗? 还有其他的话题吗? 讨论先前会谈中没有涉及的话题。提醒被指导者,他们的下一节课是本学期的最后一节指导课,除非他们决定使用1~2节备选指导课,这些指导课是根据他们的需求量身定制的,没有小组大纲。要求被指导者考虑这一点,并决定是否在下一个定期每周会谈之前使用这些额外的指导会谈。最后,根据需要回顾和澄清从现在到下一次指导会谈期间被指导者需要完成的一些细节的任务,包括:

- 把所有的小组材料带到下一次指导会谈。
- 继续使用待办事项清单,包括随着学期的进展划掉已经完成的项目。
- 尝试两种新的健康习惯或应对策略。
- 使用思维记录分析至少一个不良适应性思维模式的例子。

确认下次预约的日期和时间。要求学生写下或设置提醒,并在自己的计划表或日历上模仿类似的行为。

第三节　第7周——小组议程

1. 开始小组会谈

- 介绍和讨论关于多动症的循证心理社会治疗的知识。

2. 行为策略

- 讨论开始或保持健康生活习惯的理由。
- 介绍和讨论健康生活方式习惯的策略,包括:
  - 加强营养、睡眠和锻炼;
  - 放松和压力管理;
  - 有效地使用药物。
- 提出并讨论建立和维持健康关系的策略,包括:
  - 结交新朋友;
  - 与朋友保持联系以维持关系;
  - 在人际关系中设定健康的界限。
- 提出并讨论与团队合作的管理策略。
- 提出并讨论在工作场所和学校中培养专业精神的策略。

3. 适应性思维能力

- 促进小组讨论多动症症状和不良适应性思维模式如何影响与朋友和家人的关系。
- 通过一些例子来挑战消极影响人际关系的不适应性思维模式。

4. 结束小组会谈

- 解决可能出现的任何问题。
- 回顾完成课堂练习作业的细节。

5. 讲义

- 7.1 第七周小组会谈的封面
- 7.2 药物是治疗多动症的唯一方法吗
- 7.3 健康的生活方式
- 7.4 处理人际关系
- 7.5 用适应性思维改善人际关系

第四节 第7周——小组讲义

讲义7.1

ACCESS

建立校园联系,促进学生成功。

第7周——小组讲义

- 7.1 第7周小组会谈封面
- 7.2 药物是治疗多动症的唯一方法吗
- 7.3 健康的生活方式
- 7.4 处理人际关系
- 7.5 用适应性思维改善人际关系

讲义 7.2

药物是治疗多动症的唯一方法吗

1. 对于患有多动症的成年人

- 认知行为疗法（CBT）和辩证行为疗法（DBT）也得到了研究证据的支持。
- 一些证据表明，多动症的指导和正念可能也有帮助。

2. 对于患有多动症的大学生

- 关于心理社会治疗影响的研究还处于早期阶段。
- 对于患有多动症的大学生来说，有帮助的治疗、资源包括 CBT、DBT、校园服务和设施、多动症指导、组织、时间管理和计划

3. 对于患有多动症的儿童和青少年

- CBT 并不是很有效。
- 以家庭为基础和以父母为中心的行为治疗最有效。
- 学校干预和暑期治疗项目也很有效。
- MTA 研究（具有严格研究方法的大型里程碑式研究）
  - 对于大多数患有多动症的儿童、青少年来说，多模式治疗是最好的。
  - 多模式＝使用循证治疗（即药物和行为治疗相结合）。

讲义 7.3

健康的生活方式

1. 保持健康

- 吃得好、睡眠充足、有规律的锻炼可以降低压力的影响。
- 用健康饮食来维持情绪和注意力
  ○ 规律饮食,多喝水。
  ○ 选择健康的食物。
- 睡眠良好,提高日常表现
  ○ 保持规律的就寝时间和起床时间,设定你的生物钟能让你更容易醒来。
  ○ 在晚上养成一个帮助放松的习惯。
  ○ 在早上建立一个例行日程来帮助起床。
  ○ 如果早上精神涣散是一个很严重的问题,考虑使用书面清单。
- 经常锻炼来对抗压力和减少不安的感觉
  ○ 想要锻炼是不够的——把它写进你的计划表里。
  ○ 首先设定一个小的、容易完成的目标,然后建立动力。
  ○ 留意你的每一点进步。
  ○ 让锻炼成为一种乐趣(寻找一个一起锻炼的伙伴)。

2. 放松

- 意识到你的压力的早期症状,这样你就可以及早采取行动来对抗它。
- 找到一个适合自己的放松方法。以下是一些值得探索的技巧:
  ○ 深呼吸;
  ○ 渐进式肌肉放松法;
  ○ 身体扫描冥想;

◦ 可视化冥想；

　　◦ 瑜珈或太极。

3. 有效地使用药物

- 按照处方定期服用药物是最有效的。

- 与你的医生沟通,找到最适合的药物。

- 记得吃药

　　◦ 使用视觉和听觉提醒(把它放在你的日程安排中,设置一个闹钟)。

　　◦ 在你的日程表上放一个补充药物的提醒。

　　◦ 如果你的处方医生不在身边,这将导致开药困难,考虑看当地的医生或精神科医生。

讲义 7.4

处理人际关系

1. 结交新朋友

- 交朋友需要计划
  - 在你的日程表上为社交活动划出时间。
  - 加入学生俱乐部或团体。
  - 你接触的人越多,交到朋友的机会就越大。
- 提高社交技能
  - 为社交活动做准备:排练一些开场白。
  - 想办法问别人关于他们自己的问题。
  - 感觉不知所措时选择与一两个人进行交谈。
  - 非语言沟通很重要。
  - 保持眼神接触。
  - 点头或微笑表示感兴趣。

2. 维持友谊

- 把朋友的生日或重要的生活事件写在你的日程表上。
- 用你的计划表提醒自己与朋友保持联系。
- 定期计划和朋友一起的活动来帮助维持友谊(例如每周慢跑、每周五喝咖啡)。
- 保持边界感。

3. 团队合作

- 追踪小组项目中涉及的多个步骤。写下每一个步骤并指出每名成员应当承担的责任。
- 在你的计划表上记录下所有的截止日期。
- 不要做太多超出你职责范围的工作。

4. 专业态度

- 对待老板或主管要专业,以正式、认真的态度对待工作。

- 与教授交流
  - 使用他们喜欢的沟通方式(如电子邮件、语音邮件)。
  - 在你的电子邮件中使用正式的写作惯例(例如正确的标题、拼写和标点符号)。
- 与同事保持界限。

讲义 7.5

用适应性思维改善人际关系

1. 哪些不适应的想法可能会影响人际关系

- "我永远跟不上朋友的步伐。"
- "我没时间交朋友。"
- "我总是搞砸我的人际关系——甚至连尝试都没有意义。"

2. 不良适应性思维的类型

- 非黑即白的思维模式
- 妄下结论。
- 读心术。
- 预知未来。
- 过分概括。
- 小题大做。
- "应该"表述。
- 心理过滤。
- 否定积极因素。
- 标签化。
- 个性化。
- 情绪推理。

3. 帮助你挑战自动思维的问题

(1) 有什么证据能证明自动思维是正确的？
有什么证据能证明自动思维是错误的？

(2) 还有别的解释吗？

(3) 可能发生的最坏情况是什么？我能熬过去吗？
最好的结果是什么？
最现实的结果是什么？

(4) 相信自动思维的结果是什么？改变我的想法会有什么影响？

（5）如果一个朋友在这种情况下有这样的想法，我会告诉他什么？

场景	自动思维	情绪或行为	替代想法	对替代想法的信任程度	新的情绪或行为

第五节　第7周——指导议程

1. 回顾

2. 共同完成议程设置

3. 回顾课堂练习

4. 讨论在小组中呈现的信息

5. 指导会谈结束

6. 讲义

- 7.6 第7周指导会谈的封面
- 7.7 减压策略

第六节　第7周——指导讲义

讲义7.6

ACCESS

建立校园联系,促进学生成功。

第7周——指导讲义

- 7.6 第7周指导会谈的封面
- 7.7 减压策略

讲义 7.7

减压策略

	策略	进行尝试的日期	事情进展情况	是否有帮助的评分（0~10）
1				
2				
3				
4				
5				

第十章　活动阶段——第 8 周

　　介绍了在活动阶段进行最后的小组会谈和指导会谈的指导原则。这些课程的主要目标是让学生做好从当前活动阶段学期过渡到下学期开始的维持阶段的准备。小组会谈首先回顾了之前介绍的多动症知识，然后讨论了如何将这些知识用于改善日常生活功能。小组会谈还关注对新获得的行为策略的回顾和完善，以及对其未来继续使用的建议。同样，还对所获得的适应性思维技能进行了审查和完善，并提出了继续使用这些技能的建议。在指导会谈期间，将对最后一组中包含的信息进行审查，并规划下一步的工作，这包括讨论在当前活动阶段进行两次额外指导会谈的选项。指导会谈还解决了有关多动症的任何其他问题，额外的时间用于回顾和完善学生学习的行为策略和适应性思维技能的实施情况，还提供了在即将到来的维持阶段如何进行指导的说明。

第一节　第 8 周——小组会谈

一、开始小组会谈

　　解决所有一般性问题，然后介绍活动阶段最后一次小组会谈中要讨论的主题：了解多动症如何影响大学后的生活、长期目标设定，以及适应性思维技能的总结。向小组成员表明，在 ACCESS 项目中学到的技能对大学毕业后成人生活的许多方面都有帮助，包括职业生涯、金钱管理、人际关系，甚至是为人父母。

　　在主持这个会谈时，一定要考虑小组的年龄构成。当与一群一年级的大学生一起工作时,花更多的时间讨论多动症会如何影响他们的大学生涯。或者,当与一群主要由低年级和高年级学生组成的团队合作时,将焦点转移到讨论多动症如何影响未来的工作、人际关系等。

二、多动症知识

在这个环节开始时,鼓励小组回顾他们对多动症的了解,并思考多动症在未来会如何影响他们。这样的讨论可以促进学生更深入地了解多动症是如何影响并可能继续影响他们的日常行为、人际关系、就业和其他生活领域的。关于本讨论,请参考讲义8.2。

1. 就业

为了让小组讨论多动症如何影响职业规划,首先让学生们谈谈他们的工作经验,哪些适合自己,哪些不适合自己。通过确定他们喜欢的工作的特点,学生可以开始考虑如何解释这些偏好,以及如何在申请和接受工作时针对多动症的症状和相关困难进行计划。将这种良好契合的概念与先前关于多动症症状的情境可变性的讨论联系起来。

鼓励学生思考,考虑到他们的多动症症状,哪些工作特征对他们来说可能是具有挑战性的。例如,一个坐着不动的学生可能会希望寻找能让他们更活跃的工作,避免需要他们连续坐几个小时的传统办公室工作。那些很容易注意力分散的人可能想要选择更安静的工作环境,并允许在一个减少注意力分散的环境中工作的机会,如私人办公空间,而不是一个高水平的持续活动和干扰(例如公共办公空间)。在团队工作中表现出色的学生可能希望避免那些需要他们大部分时间独立工作的工作。对于学生来说,寻求与他们的性格和多动症对他们的影响相适应的工作环境和职业是极其重要的。

2. 资金管理

鼓励学生思考如何将多动症对理财的负面影响降到最低。提醒他们常见的多动症症状,如计划困难、健忘和冲动的决定,会导致制定和坚持预算的困难。意识到这种可能性有助于学生预测并制订应对这些挑战的计划。例如,学生可以每个月留出时间来制定预算。他们可以选择在自己的手机上使用理财应用程序,或者与银行的财务顾问会面。他们可能也会考虑与一个值得信任的家庭成员或朋友一起检查他们的财务决定和计划。

3. 人际关系

因为多动症的症状会导致人际关系困难,帮助学生考虑如何预测和有意识地应对这种挑战。建议几个策略来解决这个问题,包括向他们身边的人披露他们的多动症诊断,使用组织技巧来跟踪社会义务和事件,以及将他们的适应性思维技能应用到潜在的有问题的社会情境中。

4. 育儿

虽然养育孩子不是影响大多数大学生的活动,但这是他们中的许多人在未来将面临的事情。记住这一点,请注意这个问题,并简要强调一些重要的要点,以便学生在过渡到大学毕业后的成年人时牢记在心。强调养育孩子需要大量的组织和计划,这对患有多动症的成年人来说是相当有挑战性的。ACCESS 项目中讨论的许多策略,如计划表和待办事项清单,都有助于管理养育子女的需求。

三、行为策略

1. 开始行为策略部分

就课堂练习与小组成员进行简短的检查。在过去的一周里,学生们被要求尝试一种健康的生活方式技巧或处理和维持人际关系的技巧。询问学生对这些技巧的使用情况,根据需要提供鼓励和解决问题的建议。

2. 设定和实现目标

提醒学生在本部分结束时,他们将被要求确定一个目标。接下来,回顾一下设定和实现目标的技巧。请注意,ACCESS 早期会谈的许多策略都与制定和实现目标相关,甚至是长期目标或非学术目标。引导学生注意讲义8.3进行讨论。

制定目标的一些技巧包括写下短期和长期目标,将目标分解成可管理的步骤,监督实现目标的进展,与家人和朋友分享目标以保持对自己负责,把写下的目标贴在容易看到的地方,如浴室的镜子或冰箱上。学生也可以从一个小目标开始建立自信心,然后再向更大的目标努力。例如,一个学生想要最终实现跑马拉松的目标,他可能想要从设定一周跑三次几英里的目标开始。设定并实现这个小目标可以帮助学生更加自信,为实现更大的目标做好准备。

鼓励学生考虑实现目标的潜在障碍,并集思广益克服这些障碍的方法。花时间思考如何处理这些障碍是一种重要的解决问题的技能,可以让学生更好地应对潜在的陷阱。

最后,帮助学生考虑如何在他们的目标中建立灵活性。例如,学生的目标不是为一家特定的公司工作,而是在自己的领域获得一份工作。

3. 维持新技能

要求学生反思在课程中学到的行为策略,并鼓励他们分享他们认为最有帮助的策略。记住,这些技能可能因人而异。提醒学生练习是关键——随着时间的推移,反复使用技能将有助于使这些技能更高级、更自动化。此外,花点时间讨论如何应对挑战和挫折。对学生来说,将挫折和挑战正常化是很重要的,这样他们就能准备好有效地应对这些挑战,而不是在第一次经历挫折时就放弃技能。为了促进以上几点的讨论,提醒学生在课程早期涉及的东西,例如"你投入得越多,你得到的就越多。"在即将到来的维持阶段,重新查看进度表有助于为更改设定现实的期望,这也是非常有帮助的。

四、适应性思维

1. 开始适应性思维部分

本节的目的是回顾和总结适应性思维技能。旨在提供适应性思维目标的概述,以及持续使用和实施这些技能的有用提示。请同学们参考讲义8.4以促进讨论。

在这部分鼓励讨论的一个方法是询问学生对项目中适应性思维技能部分的意见。这样的讨论可以通过这样的提问来进行:"你认为我们为什么花了这么多时间讨论思想?"一般来说,学生很快就会回应说,不适应的思维模式会导致挫折和负面情绪,并以各种方式干扰日常生活。他们可能还会说,控制自己陷入消极思维的重要性,以及用更具适应性、更现实的思维取代这种思维的必要性。

2. 适应性思维总结

首先要提醒学生,适应性思维的目标不是不切实际的积极,也不是对残酷的事实视而不见。相反,目标是产生更现实和平衡的思想。此外,适应性思维是一种可以习得的习惯——一个人练习的适应性思维越多,它就会变得越有效。

鼓励学生意识到自己在不良适应性思维模式方面的倾向。让学生找出他们最容易犯的错误思维模式。例如,一些学生可能会进行"预知未来",而另一些人则最有可能注意到"贴标签"的想法。了解自己的倾向可以帮助学生更快地识别和挑战那些无用的想法。同样的,让学生们分享思考记录中哪些问题对他们在挑战不适应性思维时最有帮助。如果某个问题特别有用,鼓励他们把它写下来,或者想办法记住这个问题。

根据需要,帮助学生重构对过去挫折或失败经历的思考。指出当多动症没有被识别或有效管理时,它会在很大程度上干扰日常生活。仅仅因为学生在过去奋斗过,并不一定意味着他们将在未来继续奋斗。强调由于他们积极参与 ACCESS 项目,他们未来成功的机会大大提高。

在这最后一个陈述的基础上,过渡到为将来实现适应性思维技能提供指导。指导学生警惕负面情绪或非生产性行为,并利用这些经历作为线索,检查与这些情绪和行为相关的自动思维。强调写下想法和完成想法记录的效用——这个过程可以帮助学生以有组织的方式面对他们的想法。

五、结束小组会谈

在即将到来的学期中,花几分钟的时间讨论到维持阶段的转变。提醒学生,在学期开始的时候,将安排一个小组加强会谈,以及多达6场个人指导会谈,可以按照最适合学生的时间安排在整个学期中进行。提醒小组,维持阶段的目的是支持学生继续实施和掌握在积极治疗阶段提出的技能和策略。提供这样的支持将使学生在下学期结束 ACCESS 项目活动时更容易继续使用这些技能和策略。

第二节　第 8 周——指导会谈

一、回顾

这是计划中的 8 场指导课程中的最后一个。这是一个重要的里程碑,它的作用很大,对最终达到这一步的学生给予热情和鼓励。如果已经决定学生本学期不需要额外的可选指导课程,一杯庆祝时最喜欢的苏打水、零食或有趣的"我做到了!"的证书可能是向学生打招呼的好方式。当然,即使要求参加可选的指导会谈,也可以举行庆祝活动。

像往常一样,简短地了解一下自上次指导会谈以来学生的近况。在相关的情况下,继续讨论你在第 7 周结束时注意到的对学生很重要,但在常规议程中可能不会自然出现的话题。请记住,在这个阶段,学生将接近一个学期的结束,可能有一个特定的项目、论文或重要的事件一直在他们的脑海中权衡。对此进行检查会以一种关心的方式提供反馈。

导师:"欢迎来到本学期最后一次正式指导会谈,真不敢相信我们能走到这一步。"

学生:"时间过得太快了! 我们还打算多见两次面呢!"

导师:"是的,当然! 但今天是一个重要的里程碑,它标志着你完成了课程的核心部分！我认为这是一项了不起的成就,尤其是在一个繁忙的大学学期中。"

学生:"哈！我也是。有很多事情我都做不完,所以我想这是一件值得庆祝的事情!"

导师:"这是我们为你颁发的'我真棒'证书,纪念你的成功。"

学生:"哇哇哇！8张小狗的照片对应我的8次治疗。您太了解我了!"

导师:"即使是成年人,庆祝成就也是件好事。就像你和室友一起跳舞庆祝完成经济学作业一样。说到经济学课程,最终项目进行得怎么样了?"

学生:"很好。我已经完成了我最终待办事项清单上的三个步骤,并和我的教授预约了,请他检查我目前所做的工作,并给我提出意见。"

导师:"太好了！我们今天将在讨论其他议程项目的同时讨论这份清单。我们现在就过一遍。"

二、共同进行议程设置

　　简要概述本次会谈的内容。这包括检查课堂练习和回顾最后一次小组会谈的材料,讨论结束治疗、展望未来、制定长期目标和保持新技能。如果回顾的话题似乎能产生更多与学生需求相关的对话,建议将其添加到议程中。

三、回顾课堂练习

　　简要地跟进前一周讨论过的待办事项或练习项目。请确保处理以下事项:

- 学生是否尝试过放松或其他应对策略,如 PMR、冥想、睡眠、锻炼、给朋友打电话或出去散步?

- 学生是否仍在使用策略将大型任务分解为可管理的步骤,并将这些步骤添加到他们的待办事项列表中? 他们是否从期末待办事项列表中添加或删除了一些项目?

- 学生是否练习了6栏思维记录表？
- 学生是否从小组中带了讲义到指导会谈中？
- 跟进学生在课堂练习的其他内容。

对任何完成这些任务的人给予热情和积极的反馈。保持中立，不要对没有完成的练习反应过度。

四、讨论在小组中呈现的信息

今天会谈的主题是一个更自然的综合性讨论，而不是三个不同的主题。整合这个项目的三个领域是下一个层次的思考，这是项目参与者的期望目标。在讨论进行的过程中，要注意在对话中讨论了哪些领域，以及哪些领域可能还有待讨论。

1. 多动症知识

与学生就未来进行讨论。讨论教育、就业、理财、亲密关系和育儿话题。提供有关多动症如何影响这些生活领域的信息，并提醒被指导者，他们现在工具箱中的许多策略可以在这些新情况下加以修改使用。一定要指出在学生身上观察到的成长和进步的地方。为了提高自我意识，可以考虑提出以下问题：

- 你在哪些方面表现出了学业上的进步，以及在日常生活的其他方面的进步？
- 到目前为止，你学到了哪些技能，你认为会对你过渡到其他成年生活领域有所帮助？
- 5年后你对自己有什么目标？

提示：许多学生很难确定自己的成长领域，可能需要帮助来反映自己的优势。准备好反思被指导者需要改进的具体领域。

2. 行为策略

回顾被指导者在第一次指导会谈中确定的目标。对学生在这些方面取得的进步和达到的具体目标给予鼓励。帮助学生确定他们可以引以为豪的具体成就或改进领域。提醒学生他们的许多优势和可用资源的知识。参考讲义 8.6 以促进讨论。

在为下学期或人生下一阶段做准备的背景下讨论设定和实现目标。要求学生确定他们希望在完成 ACCESS 计划这一阶段后继续使用的具体策略。为了便于讨论,参考讲义 8.7(ACCESS 内容摘要)作为提示,帮助被指导者记住 ACCESS 项目活动阶段涉及的知识、技能和策略。接下来,要求学生提出希望继续追求的三个短期目标和两个长期目标,这些目标可能与高质量地完成学期有关,也可能与长期的学术目标(如毕业)或一般的生活目标有关。作为整个讨论的一部分,问以下问题通常是有帮助的。

- 你的哪些技能可以帮助你实现这些短期和长期目标?
- 您将继续使用哪些校园资源? 哪些资源你没有使用过,但在将来可能会对你有帮助(例如职业规划服务)?

导师:"好的,我们已经确定了你的一些发展领域和你的 5 年计划。让我们看看我们在本学期早些时候设定的短期和长期目标。"

学生:(阅读并评论目标和进展)。

导师:"太好了,看来我们可以更新目标 2 了。你按时完成了你最困难的项目,我知道这对你们来说是一项艰巨的任务,而你们做得很好,在整个学期中将它分解成更小、更容易管理的部分,并一次完成一步。把这项任务标记为已完成!"

学生:"感觉真的很好。这一次,我们换一种方式来做这件事,真的很有帮助。"

导师:"好的,看看你的其他目标,有没有你想要继续下去的目标? 你觉得有什么与你刚刚分享的 5 年计划不一致的地方吗?"

学生:"是的,我希望有一个使用组织工具的目标,比如我的计划,作为一个持续的目标。当我下学期回来的时候,我想让自己继续使用这些工具,而不是因为学期中太忙了而中断。但我觉得'所有科目都必须拿到 A 或 B,这样我才有资格去女生联谊会'这个目标是错误的。我还是想努力拿到一个好成绩,但这对我的未来已经不像我以前认为的那么重要了。好成绩仍然很重要,但现在取得好成绩更多的是为了进入研究生院,并有成就感,因为我正在不断挖掘自己的潜力。"

导师:"那太好了。而且你已经修改过这个目标一次了,还记得是怎么修改的吗?"

学生:"是的,我把所有的课程都拿 A 改成了 A 和 B。我对自己太苛刻了,总是想做到完美。拿 A 就很好了,拿到 A 我会特别高兴,但是拿 A 和 B 对我感兴趣的课程来说就足够了,我可以为这两个成绩感到骄傲。"

导师:"是的,你在调整思维方面做得很好,变得更现实,我看得出这对你的人生观和动力有帮助。这些目标听起来很合理,也很符合你的目标长期计划。你还有什么要补充的吗?"

如果本学期还剩几周时间,可以提供额外的指导课程。这些额外的指导会谈将没有新的内容,但将允许继续问责、解决问题和指导。

导师:"这学期你想和我再进行一两次指导,继续检查和尝试你学过的工具吗?"

学生:"您的意思是只来指导会谈而不再参加小组会谈吗?

导师:"是的。你们已经用各种各样的技能填满了你们的工具箱,所以现在我们将专注于解决日常问题,也就是你们这学期结束时遇到的任何问题。你已经拥有了技能,我会作为一名教练和你一起工作——帮助你选择你想要使用的工具,同时也作为一个负责任的伙伴,在你不断完成本学期的最后任务时进行检查!"

学生:"听起来不错,但我对我们这学期所做的一切感到非常满意。我想自己试试。"

导师:"听你这么说太好了! 我同意你已经取得了很大的进步,

你已经准备好在这个学期剩下的时间里独自学习了。你可能不再需要了,但是如果你改变了主意,请在这学期结束前再安排一次指导会谈。"

　　提示:一些学生可能会拒绝额外的指导课程,因为他们在学期结束时感到不知所措。预见到这种可能性,并准备好讨论对相同情况的另一种观点,指出额外的训练不是一种负担,更重要的是一种减轻压力的方式。

3.适应性思维

　　如果学生完成了课堂练习,请查看他们的思维记录,并在需要时提供任何建议。如果被指导者没有完成这一点,那么在会谈中使用被指导者先前表达过的不良适应性思维来练习一种。例如,在讨论继续使用学到的策略和技能时,被指导者可能会表达一种不适应的想法,认为没有团队和指导就无法保持进步。

　　导师:"我们讨论结束课程的时候,你还记得你对我说的话吗?"

　　学生:"是的,我说了,'没有你我做不到!'(笑)好吧,我知道你想让我怎么做。"

　　导师:"好吧,我听一听你的想法!"

　　学生:"嗯,这个想法让我感到无助,我害怕以后会失败,这让我觉得我的未来很黯淡。"

　　导师:"好吧,在你这学期学习了这么多之后,你觉得这样的想法合理且准确吗? 请继续说下去。"

　　学生:"不,我可以对自己好一点。相反,我可以说,我很喜欢和您一起工作,我希望我可以在您的陪伴下做这件事,但我现在有了技能,我可以应对每一件事情。即使我有时候失败了,我也能做到!"

　　导师:"然后呢?"

　　学生:"我相信这个。这让我感觉好多了,我有点为自己感到骄傲了。"

五、结束指导会谈

提醒被指导者,这可能是本学期的最后一次指导会谈,或者他们可以选择使用一两个额外的指导会谈机会,更具体地为他们的需求量身定制,而没有一个小组大纲。简要讨论下个学期的维持阶段将会发生什么。

- 确定学生是否希望使用额外的两个指导课程。如果学生希望使用本学期剩下的课程,请安排下一次指导,并要求学生在计划表中写下日期和时间。

- 如果学生不希望使用剩下的指导课程,请提醒他们,您将在下学期初联系他们,安排第一次维持指导课程。

- 将学生的目标设定和新技能讲义复印一份,以便学生随身携带。

- 制作一份更新后的待办事项清单的副本,以便学生随身携带。

第三节 第8周——小组议程

1. 开始小组会谈

①多动症知识

- 促进小组讨论有关多动症的知识如何改善未来生活多个领域的功能,包括就业、人际关系、养育子女和金钱管理。

②行为策略

- 提出并讨论制定和实现长期目标的策略。

- 促进小组讨论在小组学习的技能,并鼓励持续使用策略和技能。

- 强调校园资源的可用性,作为持续支持的来源。

③适应性思维能力

- 总结适应性思维策略。

- 促进小组讨论适应性思维技巧的有用性和保持适应性思维

技巧。

2. 结束指导会谈

- 讨论维持阶段的目标和格式。
- 回答任何有关维持阶段的问题。

3. 讲义

- 8.1 第 8 周小组会谈的封面
- 8.2 多动症知识总结
- 8.3 展望未来
- 8.4 适应性思维总结

第四节　第8周——小组讲义

讲义8.1

ACCESS

建立校园联系,促进学生成功。

第8周——小组讲义

- 8.1 第8周小组会谈的封面
- 8.2 多动症知识总结
- 8.3 展望未来
- 8.4 适应性思维总结

讲义 8.2

多动症知识总结

1. 了解多动症

- 增加见识。
- 提醒你使用策略来更有效地应对。

2. 使用

- 试着找一份与你的性格、气质,以及你患有多动症的事实相匹配的工作。
- 许多用于管理学校作业的策略(例如计划表)也可以适用于工作环境。

3. 金钱管理

- 额外努力管理开支和省钱。

4. 亲密关系或婚姻

- 你的伴侣越理解、接受和支持你作为一个拥有许多品质的成年人,包括多动症,你就越有可能拥有一段双方都满意的关系。

5. 养育子女

- 抚养孩子需要大量的组织、计划和一致性。
- 你用来管理学校作业的许多策略(例如使用待办事项清单)也可以适用于育儿。

讲义 8.3

展望未来

1. 设定和实现目标

- 写下的目标。

- 确定你想要采取行动的目标。考虑从一个小目标开始练习，建立你的信心。

- 把目标分解成易于管理的步骤，然后移到你的待办事项清单上。

- 在你的计划表上写下每一步的最后期限。

- 想想是什么挡住了你的去路，你该如何解决这些障碍。

- 监控实现目标的进展情况，每一天，评估：
  - 你为实现目标花了多少时间；
  - 确定哪些是有效的；
  - 找出阻碍你的是什么，以及明天你能做些什么改变。

- 与家人和朋友分享你的目标，让自己对自己负责。

- 把你的目标写在便签卡上，贴在你每天都能看到的地方。

- 花点时间想象一下你的目标，以及实现它的感觉有多好。

- 在你的目标中建立灵活性，以应对意外情况。

2. 保持我们的新技能

- 找出你认为最有帮助的技能。

- 通过继续使用技能来保持进步。

- 新技能需要经常练习才能自动掌握。

- 每个人都会经历挑战和挫折
  - 挑战是解决问题的机会。
  - 使用适应性思维策略。

- 充分利用校园资源。

记住，目标是进步，而不是完美！承认你所取得的进步！

讲义 8.4

适应性思维总结

1. 如果你发现自己感到痛苦或做着适得其反的事情

- 回想发生在这些情况之前的事件,分析随之而来的想法。
- 警惕不良适应性思维模式,这会导致情绪困扰或适得其反的行为。

2. 思考任何情况的方法都不止一种

- 产生现实可信的替代想法,以更好地管理情绪和行为。

3. 当你向前走的时候,重构过去可能会有帮助

- 如果你过去经历过多动症带来的困难,提醒自己这些困难都是由于多动症没有得到治疗而造成的。
- 仅仅因为你过去有过与多动症相关的困难并不意味着你将来会有同样的困难。

为了保持进步和持续改进,请继续使用您在 ACCESS 项目中学到的技能和知识。

第五节　第8周——指导议程

1. 回顾

2. 共同进行议程设置

3. 回顾课堂练习

4. 讨论在小组中呈现的信息

5. 结束指导会谈

6. 讲义

- 8.5 第8周指导会谈的封面
- 8.6 规划未来
- 8.7 ACCESS 内容摘要

第六节 第8周——指导讲义

讲义8.5

ACCESS

建立校园联系,促进学生成功。

第8周——指导讲义

- 8.5 第8周指导会谈的封面
- 8.6 规划未来
- 8.7 ACCESS 内容摘要

讲义 8.6

规划未来

想想你上个学期取得的进步。这可能包括特定的技能、成就，或者你表现出进步或进步的总体领域。

1.列出 ACCESS 活动阶段的进展示例

(1)	
(2)	
(3)	
(4)	
(5)	

2.列出一些帮助你取得进步的重要技能

(1)	
(2)	
(3)	
(4)	
(5)	

讲义 8.7

ACCESS 内容摘要

1. 多动症知识

- 什么是多动症
  - 核心症状：注意力不集中、冲动、多动。
  - 在不同的情景中症状有所不同。
  - 行为抑制和执行功能缺陷。
- 什么引起了多动症
  - 神经生物学的基础。
  - 遗传学。
  - 多巴胺。
- 多动症的评估
  - 多动症的标准。
  - 不同的多动症表现。
  - 多种措施。
  - 多种来源。
- 多动症如何影响大学表现
  - 自我调节需求增加。
  - 外部支持减少。
- 多动症情绪功能和不良适应性行为
  - 抑郁、焦虑、自卑。
  - 情绪调节问题；自杀意念。
  - 药物滥用风险增加；一些危险的行为。
  - 保护因素的重要性。
- 用于治疗多动症的药物
  - 兴奋剂和非兴奋剂药物。
  - 药物如何起作用？
  - 常见的副作用。

- 药物是治疗多动症的唯一方法吗
  - CBT、DBT、正念。
  - 多动症指导、校园资源。
- 多动症知识
  - 为什么多动症知识很重要？
  - 找到适合自己的工作。
  - 资金管理。
  - 人际关系。
  - 教育子女。

2. 行为策略

- 使用校园资源。
- 使用计划表。
- 使用待办事项清单。
- 优先策略。
- 组织管理
  - 管理时间。
  - 管理课堂材料。
  - 整洁有序的生活环境。
  - 有计划的财务状况。
- 解决拖延症
  - 知道原因。
  - 任务分解。
  - 奖励自己。
- 从课堂中获得最大收获
  - 课程安排的策略。
  - 上课认真听讲。
  - 记笔记的技巧。
  - 向教授寻求帮助。
- 参加考试
  - 应试策略和技巧。

- 管理论文和长期项目
  - 分解并尽早开始。
- 健康的生活方式
  - 保持健康(健康饮食、充足睡眠、规律运动)。
  - 压力管理。
  - 有效地使用药物。
- 处理人际关系
  - 建立和维持友谊。
  - 团队合作。
  - 专业化。
- 目标设定
  - 制订和实现目标的策略。
- 保持进步。

3. 适应性思维

- 什么是适应性思维
  - 思维、感觉和行为。
  - 适应性思维的目标:现实和平衡的思维。
- 不良适应性思维的类型
  - 非黑即白的思维模式。
  - 妄下结论。
  - 读心术。
  - 预知未来。
  - 过分概括。
  - 小题大做。
  - "应该"表述。
  - 心理过滤。
  - 否定积极因素。
  - 标签化。
  - 个性化。
  - 情感推理。

- 挑战不良适应性思维——帮助挑战不良适应性思维的问题
  - 支持和反对这种想法的证据是什么？
  - 还有别的解释吗？
  - 可能发生的最坏情况是什么？我能熬过去吗？
  - 相信这个想法的效果是什么？改变我的思维有什么效果？
  - 如果朋友遇到了同样的情况，我会怎么跟他说？
- 管理与多动症相关的想法以提高学业成绩
  - "我总是要等到最后一分钟才能把事情做好。"
  - "我从来都不能把事情做好。"
- 用适应性思维应对情绪和不良适应性行为
  - "我永远不会好起来了。"
  - "每个人在大学都喝很多酒。"
- 用适应性思维坚持治疗
  - "我从来都完不成任何事情。"
  - "我一直都是这样——我无法改变。"
- 用适应性思维改善人际关系
  - "我永远跟不上朋友的步伐。"
  - "我没时间交朋友。"

第十一章　维护阶段

尽管许多学生在活动期结束时表现出许多功能的改善,但临床试验研究表明,在终止治疗后,这些治疗效果可能会出现滑坡。由于这个原因,也因为多动症是一种长期持续的慢性疾病,ACCESS 项目中建立了一个为期一学期的维持阶段。

在维持阶段,学生再次接受团体治疗和个人指导。然而,这两个组成部分都比活跃阶段缩小了规模,只提供一个小组会谈和不超过6 次指导会谈。减少课程数量的理由是,帮助学生成功地从活跃阶段每周提供的支持和指导过渡到维持阶段结束时更大的自主状态。这一转变使学生对自己保持进步的能力产生信心,并在参与 ACCESS 项目的维持阶段结束后继续提高。

也更加强调回顾和完善以前学到的知识和技能,而不是提供新的信息,ACCESS 项目的指导部分承担了实现这一目标的主要责任。通过在整个第二学期继续与导师合作,学生有机会利用他们在积极阶段学到的技能和知识获得更大的收获。这样的掌握增加了学生在完成 ACCESS 项目后,在日常功能方面继续表现出改进的可能性。

第一节　小组强化会谈

这次会谈将是维持阶段中唯一的小组会谈。之所以称之为强化会谈,是因为重点是回顾和提炼活动阶段的知识和技能。小组强化会谈的另一个目的是让学生与小组的其他成员重新建立联系,并鼓励他们为新学期做计划。因此,这个 90 分钟的会谈通常安排在新学期的早期。在这段时间里,学生们被要求反思上学期哪些知识、技能和策略是有用的,并讨论他们保持进步的计划。根据需要,强化小组的一部分时间可以集中在故障排除上——也就是说,确定成功的障碍和消除这些障碍的方法。此外,还会提醒学生与导师重新建立联系,并鼓励他们利用校园内的其他资源。

一、开始小组强化会谈

热情欢迎学生回到 ACCESS 项目,并进行简短的回顾。一定要表扬小组成员在维持阶段恢复参与 ACCESS 项目。除了加强,这样的鼓励也是在提醒 ACCESS 项目的工作人员,以及其他小组成员,都是持续支持的来源。在进行回顾时,可以考虑问:

- 自从上学期末我们见面以来,你过得怎么样?
- 你对即将到来的学期感觉如何?
- 你确定你的课程表了吗?
- 你对即将上的课程感到兴奋吗?

二、多动症知识——检查关于多动症的问题

这个部分可能很简短,这取决于学生是否有他们想要讨论的问题。首先为小组提供一个机会,让他们提出任何关于上学期所学内容的问题,以及任何可能出现的关于多动症的新问题。不需要介绍任何新材料。提醒小组,将多动症知识组成部分纳入 ACCESS 项目的一个重要原因是让他们更好地了解自己的多动症,并帮助他们成为未来任何与多动症相关的评估和治疗服务的更知情的消费者。如果时间允许,简要强调在活动期讨论过的多动症知识的一些要点(例如症状的情境可变性)。为了进一步吸引学生,请小组分享哪些类型的多动症知识对他们特别有帮助,以及这些知识是如何帮助他们的。

三、行为策略

1. 策略讨论

首先,引导小组注意强化讲义 1.2,其中列出了活动阶段小组会谈中提出的许多行为策略。然后要求学生们确定哪些策略是最有帮

助的,并鼓励他们详细说明他们对这些策略的使用。为了促进这个讨论,可以考虑问以下问题:

- 你在什么情况下使用这些策略(例如学术任务、社会关系)?
- 使用这些策略是如何改善日常生活的?
- 你是否遇到过障碍,让使用它们变得更加困难?
- 你是如何克服这些障碍的?
- 你需要什么建议来改善你对这些策略的使用吗?

提醒小组继续使用这些行为策略的重要性。强调他们做得越多,掌握的就越多,这些技能就越有可能变成自动的。同时,也要促使小组反思这个学习过程,并指出这些行为策略中是否有一些已经成为自动的。

在本节结束时,提醒学生继续使用行为策略是保持学业、个人和社会目标进步的关键。

2. 规划策略使用

帮助学生制定本学期再次实施行为策略的计划。首先,开始一段对话,谈谈他们在本学期已经做了什么或计划做什么。利用学生提供的关于他们最喜欢的策略的信息来引导对话。例如,如果学生报告使用记事本是有帮助的,询问他们是否已经购买了记事本或设置了数字记事本。下面的提示在开始这个讨论时可能会有用:

- 你计划在这学期使用哪些行为策略?
- 有没有人已经开始使用上学期发现的一些有用的策略? 如果有,你用的是什么策略? 到目前为止进展如何?

3. 考虑潜在的障碍

除了讨论他们对行为策略的成功使用外,还要求小组成员确定他们继续使用这些新获得的技能可能会遇到的障碍。提醒他们,通过考虑这种可能性,这将使他们能够预测并制订计划来克服障碍,从而增加他们持续成功的机会。例如,如果一个学生担心自己可能会忘记每天把记事本带到校园,那就提醒他们想办法记住这一点。这可以包括在冰箱、浴室镜子或其他任何他们每天都能看到的地方贴提醒便条。同样,一个经常拖延的学生可以制订一个书面拖延计划,列出克服拖延冲动的步骤清单。这个清单可以包括"把任务分解成更小的步骤""花15分钟完成它",以及"用适应性思维来处理不良适应性思维"。

四、适应性思维

1. 检查技能的使用情况

检查学生是否使用了适应性思维。具体来说,询问学生是否能够识别和标注自己的不良适应性思维,并评估他们是否能够有效地挑战这些思维,用更适应的思维取代它们。学生们通常会报告各种各样的经历——一些学生报告取得了很大的进步,而另一些学生可能表示他们在继续使用适应性思维方面遇到了困难。赞扬所有进步,并提醒学生继续使用这些技能将帮助他们变得更有效和自动化。

2. 回顾和提炼适应性思维技能

首先让学生讨论他们在使用适应性思维技能时遇到的任何困难。学生们通常报告的一些挑战包括意识到自己何时陷入了不良适应性思维,以及过于关注某个想法的真假。为了帮助学生解决前一个问题,鼓励学生寻找那些特别强烈的情绪,作为可能存在不良适应性思维的线索。要解决后者,提醒学生一个更重要的问题是,这个想法是有益的还是无益的。

为了确保小组对适应性思维方法有一个清晰的理解,可以使用一个假设的例子或一个学生自愿提供的情况,再做一个识别、挑战和替换不适应性思维的过程的例子。为了促进这一讨论,请参阅强化讲义1.3。在小组会谈的这一部分结束时,提醒小组认识和挑战不良适应性思维模式可以帮助他们应对负面情绪,并导致行为的积极变化。

五、结束小组强化会谈

因为这是小组的最后一次会面,所以以积极的方式结束是很重要的。为讨论定下基调,祝贺学生在两个学期都参加小组会谈,赞扬他们对自我提升的承诺和对 ACCESS 项目的参与。接下来,鼓励小组后退一步,反思他们可能从这个小组经验中获得的东西,无论是多动症知识、行为策略,还是适应性思维技能。为了帮助学生反思这一点,请他们说出一个他们在过去的学期中特别引以为荣的与小组相关的成就。学生们经常提到坚持使用计划表或学会识别和控制不良适应性的想法。如果一个学生在认识自己的成就方面有困难,可以举出一两个他们取得进步的例子,然后请他们详细说明这些成就。这有助于确保这次讨论对所有人来说都是一次积极的经历。

第二节　指　　导

对于大多数学生来说,在维持阶段,4~6 次指导会谈通常足以满足他们的需求。这些指导课程的安排,以及每个指导课程讨论的内容,都是灵活的,主要是由学生的偏好决定的。ACCESS 的指导部分主要负责实现以下目标:

（1）对以前学到的知识和技能进行微调;

（2）帮助被指导者向更大的独立性过渡。对于后一点,导师有意采取一种更"苏格拉底"式的风格,允许学生对指导期间和指导期间发生的事情承担越来越多的责任。

第三节　初始维护阶段指导会谈

本课程的目标是引导学生进行维持阶段的指导。花时间讨论维持阶段指导的结构和期望是非常必要的,因为这些与主动阶段指导有很大的不同。在引导学生适应这些变化之后,专注于协作确定学生的需求和目标,并让他们参与到实现这些目标的计划中来。

一、回顾

花几分钟时间来了解一下自上学期主动阶段最后一次指导会谈以来学生的表现。根据需要,跟进之前提到的对学生很重要的任何话题。

导师:"我知道你准备在寒假好好睡个懒觉来犒劳自己。你得到你想要的休息机会了吗?"

学生:"是啊!我连续3天睡到中午。之后,我和朋友和家人团聚,吃了很多奶奶做的菜。"

导师:"太好了!我知道你在假期还有一个短期目标,就是填写申请明年秋天出国留学的文件。有什么新进展吗?"

学生:"我的假期比我预期过得要快。我确实打印了一些表格,填了一些,但我还需要完成。"

导师:"好的,我们可以在今天的议程中加入这个计划。"

二、共同进行议程设置

在进入这一阶段议程的细节之前,请确保学生清楚地了解维持阶段的指导目的,以及这与上学期的活动阶段有何不同。引导学生更好地理解当他们继续成长、提高和整合他们新获得的技能集时,项目是如何变化的。

提醒他们,他们最多可以接受6次指导课程。提供比活动治疗期间更少的指导时间的理由是,帮助他们在参加 ACCESS 结束后逐渐建立对继续取得进展的能力的信心。一定要指出的是,维持阶段的指导将专注于为他们提供持续的机会,以微调他们在活动阶段学到的技能和知识,以实现更大的掌握。还要提到即将发生的一个重要转变,即被指导者将对指导期间和指导会谈之间发生的事情承担越来越多的责任。明确所有这些变化都是为了让学生在完成 ACCESS 课程后,继续在日常生活中表现出改善所必需的信心和技能掌握。

导师:"上学期你发明了一个巨大的工具包,里面装满了各种各样的工具。你学到了信息和大量的策略——组织、学习、情感、社交、思想、健康等。现在我们要做一个转变，我们可以在更大程度上专注于对你来说最重要的话题，而不是由程序来决定指导的主题和方向。"

学生："那么，我现在应该来制定议程了吗？"

导师："嗯，是的，有点吧！我们还是可以一起做的。我们会讨论你的目标、需要解决的问题，并制定策略解决任何阻碍实现目标的事情。所以，每次我们见面的时候，你都要决定好你想做的事情。现在的想法是帮助你决定使用哪些工具，并让你更好地自己使用它们。你正在成为自己需求方面的专家。我会帮助你，成为你的资源和支持系统的一部分。"

学生："好吧。听起来不错！就像我刚来这里时提到的，我决定在假期换专业，但现在我感到不知所措，要确保我知道我需要的学分。"

导师："好吧。我们可以在讨论你这学期的课程表时包括寻找这方面的资源。我们也会回顾你们目前的需求和目标。为了让你的学期有一个良好的开端，你今天还想写什么其他的主题？"

三、基于当前需求和目标的协同规划

在维持阶段，被指导者可能对指导的优先事项有很强的意识。在这种情况下，跟随学生的领导，通过协助规划、解决问题技能和策略的使用，帮助他们实现目标。然而，一些被指导者可能不确定他们的目标以及什么对他们最有帮助。对于这样的学生，下面列出的主题标题可以作为评估可能最相关重点领域的指南。

1. 日常安排

简要回顾学生对新学期的计划。确定他们正在上的课程，他们可能从事的工作，以及他们可能承担的其他时间安排。确定学生是否还在使用计划表。如果是，让他们拿出自己的计划表，重新审视自己的计划习惯。如果学生本学期很难使用记事本，那么在整个维持指导过程中,这是一个需要重新讨论的话题。将这一点添加到学生的目标表中也可能是有益的。

　　提示:专注于识别和组织任务,而不是在会话中执行这些任务。如果学生还没有开始他们的计划,帮助他们自己安排一个时间来做。

2. 资源

　　确定学生本学期使用了哪些校园资源。根据需要,提醒他们联系残疾办公室、学生健康和其他相关校园资源的过程。也要让学生注意到任何可能与本学期第一次相关的校园资源。例如,对于一名即将毕业的学生,探索与职业服务联系的需求可能是有帮助的。其他可以问的问题包括:

- 您目前是否在校园残疾服务办公室注册?
  - 如果是,有什么后续服务需要做(例如给教授写信等)?
  - 如果没有,本周可以做的第一步是什么?
- 是否需要做任何事情来继续护理(例如预约更新药物处方、预约恢复咨询)?
- 你还在继续使用哪些校园资源?
- 有没有其他的校园资源可以让你开始使用?

3. 目前的需要和目标

　　在开始本课程之前,复习上学期的笔记。特别注意上学期末完成的《未来讲义计划8.6》。考虑到可能已经过去了1~2个月,重新阅读这些材料将有助于提醒学生优势、挑战、目标,以及策略和资源的使用,从而使初始会谈的这部分有一个良好的开端。

　　在休息期间,对任何目标的后续进展给予热情和积极的反馈。接下来,简要跟进学生计划在课间休息期间实施的任何策略。记住,这个环节将主要集中在确定目标上,由学生主导。在整个讨论过程中,帮助学生使用目标设置讲义1.10来更新他们的目标。要解决这些问题,需要考虑的具体问题包括:

- 这学期还有什么新的目标吗?

- 你提到的关注领域是_____,在这些领域的现实目标是什么?

- 在你的计划中有什么长期目标吗? 例如,申请研究生院、找工作、实习计划、出国留学等步骤。

- 这学期你有什么目标? 下一年? 未来 5 年?

- 这学期你打算如何平衡学业、社交或工作上的各种需求?

- 有哪些事情可能会阻碍你实现目标?

- 你可以使用什么策略来帮助你朝着目标前进?

导师:"之前你提到你的假期目标是完成出国留学的文书工作。你说你已经部分完成了,但还有更多的工作要做。那看起来像什么?"

学生:"我需要完成健康表、下载一份成绩单,并联系我的法语老师为我提供参考。"

导师:"好吧。想想上学期的策略,你需要做什么?"

学生:"我需要把它添加到我的待办事项列表中,并在我的计划中留出时间来做这些事情。应该只需要 30 分钟。今天下午我可以把它写进我的计划表里!"

导师:"太好了,听起来你很快就能实现目标。我下次再和你联系。你已经很好地掌握了如何使用你的工具来安排你的'待办事项'。现在,让我们想想你的其他短期和长期目标。"

4. 确定需要进一步改进的 ACCESS 内容区域

首先询问被指导者是否有他们上学期学到的关于多动症的知识、行为策略或适应性思维的信息,他们想在维持指导的过程中讨论。为了便于讨论,请参考 ACCESS 内容摘要讲义 8.7。由于时间限制,可能无法在第一次会谈上详细讨论这些问题。承认这个时间限制,并询问被指导者如何最好地优先考虑这些问题的讨论顺序,是在最初的会谈中还是在后续的指导会谈中。不管什么时候讨论这些问题,下面的主题概要都可以用来指导这些讨论。

5. 多动症知识

解答被指导者可能希望讨论的有关多动症知识的任何领域。这可能包括回顾他们从活跃阶段学到的东西，或者可能是解决他们在两个学期之间读到或听到的新东西。注意并澄清学生在整个过程中可能表达的关于多动症的误解或误解。指导讨论的问题包括：

- 你对上学期学到的关于多动症的知识还有什么疑问吗？
- 你是否读过任何文章或从朋友或家人那里听到过关于多动症的新问题？
- 你还记得意识到多动症症状的情境可变性是如何帮助你对课程选择、工作等做出决定的吗？
- 多动症会如何影响你的学习成绩、你与家人和朋友的关系或者你的情绪功能？
- 你这学期有没有服用治疗多动症的药物；如果有，进展如何？

6. 行为策略

确定哪些行为策略被指教者还在使用上一学期的行为策略（例如计划、待办事项清单），并帮助他们确定哪些行为策略他们希望在本学期讨论和调整。此外，可以考虑问以下任何一个问题来指导讨论：

- 我们上学期制定的待办事项清单中，你还剩下哪些任务？
- 为了朝着目标不断前进，你采用了哪些策略？
- 在你继续朝着目标努力的过程中，你预计会遇到哪些挑战？
- 你计划提前多久开始长期论文或项目？
- 你有没有想过这学期要如何应对拖延症？
- 你考虑过接受指导吗？
- 还有谁可以成为你的支持人？你有负责任的伙伴吗？

7. 适应性思维

简要评估学生在休息期间对适应性思维技能的保持和持续使用情况。帮助他们确定适应性思维的哪些方面他们可能希望讨论、澄清，并在本学期继续学习。一定要承认他们的成功。为改进提供支

持和建议。为了便于讨论适应性思维技能,可以考虑问以下问题:

- 总的来说,你在继续使用适应性思维技巧方面有多成功?
- 你是否一直注意到你的想法是如何影响你的感觉和行为的?
- 当事情发生时,或者当你反思这个情况时,你是否发现自己陷入了不适应性思维?
- 你发现自己最常使用的是某种不适应性思维模式吗?
- 你是否在产生更现实的替代想法来取代不适应性思维方面遇到过困难?
- 你是否用过你的思维记录来帮助你度过困境?
- 你能想出一个使用适应性思维帮助你成功解决困难情况的例子吗?

如果需要的话,可以使用讲义 3.7 中的思维记录来完成学生提出的例子(例如,"如果没有上学期 ACCESS 项目提供的支持水平,我这学期就做不好")。

导师:"你注意到你刚才说的话了吗? 我们在谈论这个学期的计划。"

学生:"我知道,我知道……我说,我可能会回到我的旧习惯,这学期表现不好。"

导师:"这样的想法让你有什么感觉?"

学生:"完全没有动力,对自己很失望。"

导师:"是的,你这样想能做什么呢?"

学生:"我可以替换它,这样我的情绪就不会被消极的想法破坏。"

帮助学生挑战他们最初的想法,用一个更现实、更不令人沮丧的想法取代它。现在他们处于维持阶段,他们可能不需要什么提示就可以这么做,应该鼓励他们带头。

导师:"好吧,让我们听听! 你还能说什么呢?"

学生:"我可以说,'在没有团队和经常见到你的情况下,重新养成这些习惯让我感到压力很大。但我知道该怎么做,我仍然可以向你咨询建议。'"

导师："都是真的。这样说你是什么感觉?"

学生："这更能激励我,让我感觉更乐观。它提醒我,我有我需要的工具,我可以对自己有耐心,因为我进入了一个新的学期。你仍然是我的支持,我的朋友和家人也可以帮助我对自己负责。而且,我已经证明了我可以做到这一点,我可以再做一次。"

导师："太好了! 你说对了!"

四、结束指导课程

一定要讨论计划中没有涉及的话题。协作安排未来的会谈。作为淡出治疗过程的一部分,理想情况下指导不应该再每周进行 1 次。为了帮助学生建立更多信心、相信自己有能力独立成功,目标是每隔一周或每隔几周安排多达 6 次指导会谈,在学期中的时间点对学生最有帮助。确认下次约会的日期和时间,并要求学生将这些信息输入到他们的计划中。

提示:这样做的目的是为了让学生有更多的机会独立实践,并让学生转向导师以外的负责任的伙伴。如果学生很难找到朋友、家庭成员、合适的大学人员或其他可以担任这一角色并提供持续支持和鼓励的专业人员,这可能是一个需要解决的问题。

第四节　中期维护阶段指导议程

如前所述,在 ACCESS 计划的维持阶段,最多可以提供 6 次指导会谈。最初和最后的指导会谈需要相对更多的结构,在本章中分别列出了它们的大纲。因为在初始会谈和最终会谈之间进行的指导会谈在目的上非常相似,它们不需要唯一的描述,因此对所有中期维护阶段的指导会谈使用单一的通用的会话描述。

一、回顾

在最初的维持指导会谈之后，每个后续的维持会谈都应该有一个友好而简短的签入，以帮助学生过渡到会谈。只要有可能，就与学生相关的话题进行个性化的跟进。

二、共同进行议程设置

为每次指导会谈制定一个议程，包括了解自最近一次指导会谈以来事情的进展情况，以及回顾在使用之前学到的知识和技能方面所做的努力。如果回顾的话题似乎能产生更多与学生需求相关的对话，建议将其添加到议程中。

提示:请记住,维持阶段的目标之一是促进从导师成为专家到学生掌握更多知识的转变。在可能的情况下,鼓励学生在课程中发挥领导作用,同时根据需要提供支持、提问和补充想法。

三、基于当前需求和目标的协同规划

签入之前指导会谈中讨论过的任何待办事项或实践项目。由于本学期指导会谈的频率降低了,讨论问责制和进度监控的新策略可能会很有用。例如,许多学生可能需要制定新的策略来监控自己实现目标的进度、完成待办事项清单上的项目,并练习新的策略。

学生:"我真的想继续像上学期那样安排学习和家庭作业。它挽救了我的绩点!"

导师:"听起来不错。你需要做什么才能让这种情况再次发生?"

学生:"嗯,我知道我可以从把它列入我的计划开始。我已经把课程表、勤工俭学的工作时间和主要作业的截止日期都填上了。"

导师:"那太好了。还有什么办法能确保这种情况发生吗?"

学生:"知道我要来见你,你会问我的责任,这很有帮助。此外,我的奖励机制是在学习结束后和室友一起看下一集电视节目,这很有趣。她说这甚至让她的学习更好了。"

导师:"听起来她可能愿意通过作为奖励的一部分与你合作问责。你可以把她或其他朋友当成学习伙伴,而不是跟我联系。"

学生:"我试过和朋友一起学习,但太分散注意力了。"

导师:"可以理解的。相反,你可以通过同意在同一时间做你的课程作业来交朋友。然后你们可以通过短信互相鼓励,挑战对方再坚持5分钟,当你实现了目标,做了一小会儿有趣的事情来庆祝一下。"

学生:"是的,那可以! 她会喜欢参与进来的。上学期她看到我做出这些改变,受到了启发。"

由于时间限制,在最初的维持指导会谈中没有讨论的主题(例如多动症知识、行为策略、适应性思维)应该在这些中期维持会谈的任何一次或组合中讨论。这可能包括回顾有关多动症知识的信息、帮助被指导者调整和练习行为策略或继续帮助被指导者改进他们对适应性思维技能的使用。

通常情况下,学生可能会自发地提出与多动症知识、行为策略或适应性思维相关的问题,从而创造一个由学生发起的更详细讨论这些问题的机会。为了促进更大的独立性,首先使用苏格拉底式的提问,鼓励被指导者回忆和利用他们以前使用过的工具和信息,以便能够自己回答问题。如果这种方法不起作用,在这个场合为他们提供答案,但不要气馁,再次尝试这种苏格拉底的方法。这种类型的练习给学生越多,他们就越有能力在未来自己回答类似的问题。

学生:"我在完成任务和其他职责方面做得很好。但这学期还不到一半,我就已经感到精疲力尽了。"

导师:"你说的精疲力尽是什么意思?"

学生:"累了。但是,我一直在工作,我知道这可能会让我失去保持领先的动力。"

导师:"你一直都很努力。这是有回报的,但也会付出代价。你还记得我们上学期讲过的关于保持健康生活方式和平衡的内容吗?"

学生:"你的意思是像睡觉、锻炼、安排时间和朋友在一起之类的吗?"

导师:"是的,没错。我们为什么不拿出那份讲义复习一下你们能做什么呢? 你可以做一些事情来帮助保持健康的平衡,防止过度劳累。"

设立新的目标。根据与被指导者的对话,确定他们在下一次指导会谈之前需要练习的活动和任务。这可能包括在活动阶段练习过的一些相同的课间任务(例如使用计划表、组织等),也可能包括为被指导者当前学期的需求量身定制的新练习项目。

本学期定期回顾学生在目标设定讲义1.10上的目标,以评估进度,修改现有目标,并酌情添加新的目标。作为回顾的一部分,一定要参考学生在活动阶段关于设定目标的学习(例如 S. M. A. R. T 目标)。此外,一定要删除被指导者已经完成的任何目标,并赞扬他们的进步。

四、结束指导会谈

讨论任何不在计划讨论范围内的话题。提醒被指导者已经完成了多少次指导会谈,还有多少次。确认下次约会的时间,并要求学生将这些信息输入到他们的计划表中。保持灵活性,根据需要重新安排即将到来的指导课程,以适应学生的优先事项(如期末周、注册课程)和意外事件(如兼职工作安排的变化)。

第五节 最终维护阶段指导会谈

一、回顾

这是计划中的最后一次维持指导会谈,也是 ACCESS 计划的正式结束。这对学生来说是一个重要的里程碑,所以记得用完成任务的热情来迎接他们。庆祝时最喜欢的苏打水、零食或开玩笑的"我做到了!"的证书可能是一种表扬学生成功的有趣方式。

像往常一样,简短地了解一下自上次指导会谈以来学生的近况。在相关的情况下,继续讨论你在上一次会谈结束时注意到的方面对学生很重要,但在常规议程中可能不会自然出现此话题。请记住,在这个阶段,学生将接近一个学期的结束,可能有一个特定的项目、论文或重要的事件一直在他们的脑海中权衡。对此进行检查会以一种关心的方式提供反馈。

二、共同进行议程设置

与学生合作概述课程内容,包括回顾学生想要重温的 ACCESS 课程中任何先前的技能或材料。如果回顾的话题似乎能产生更多与学生需求相关的对话,建议将其添加到议程中。在议程中包括 ACCESS 项目的最后总结。这是学生在 ACCESS 项目中的最后一次指导会谈。确保留出时间来重新审视目标,评估成长、优势和继续练习的领域。

三、基于当前需求和目标的协同规划

签入之前,指导会谈讨论待办事项或实践项目。为了总结指导,一定要重新审视被指导者关于 ACCESS 项目的任何剩余问题,包括任何与多动症知识、行为策略或适应性思维相关的信息。

最后的指导很可能发生在学期快结束的时候,这让学生可以考虑创建他们的主待办事项清单,注册课程,并为学期剩余的时间分解大型任务。这是一个与学生检查这些期末策略的有用时间。

讨论保持在 ACCESS 项目中学习到的技能的策略。讨论被指导者在使用他们的新技能和解决问题时可能面临的任何障碍是有用的。

导师:"那么,你怎样才能保持你已经取得的成绩呢?下学期,当你是一名大三学生,不再参加 ACCESS 时,会发生什么?"

学生:"希望我能继续做我一直在做的事情。我会有一个计划表和待办事项清单……所有这些。"

导师:"如果你被卡住了怎么办?"

学生:"我可能会吓坏的。但希望只有几分钟。然后我会调整我的想法,提醒自己我有工具。然后,如果我想不出该怎么做,我会拿出我的 ACCESS 讲义,看看我的选择。"

导师:"太好了! 5 年后,当你完成了你设定的目标,获得了一份市场营销方面的工作,你的老板给了你一个巨大的项目,让你感到不知所措,然后呢?"

学生:"哈! 我想是一样的。现在,我可以说我会把项目分成几个部分,设定更小的目标,安排时间,奖励自己……所有我现在正在做的事情。如果我忘记了,我会掸掉我的 AC-CESS 讲义上的灰尘,找出答案。"

许多学生经常表示担心,如果没有导师的支持,他们将无法继续使用他们的新技能。解决他们的担忧,鼓励他们在整个 ACCESS 过程中进行许多改进,包括他们的优势和连接额外资源的能力。注意在讨论过程中出现的任何不适应性思维模式。根据需要,提示学生使用适应性思维技能。

设置新的目标。最后一次回顾学生在目标表讲义 1.10 中列出的目标。从 ACCESS 计划中确定他们想要继续使用的具体策略,以达到他们正在进行的目标。把这些写在目标表上,提醒学生他们的工具箱里有什么东西可以帮助他们实现目标。询问学生在整个 ACCESS 项目中最大的优势或成就也是很有用的。如果学生遇到困难,帮助他们反思在整个项目中的进步,并准备好提供鼓励和成长的例子。

要求学生回顾他们当前的目标,并提出一些新的目标。这些目标可能是短期或长期的,可能与学术有关(例如出色地完成本学期任务、申请研究生院),一般的生活目标(例如多锻炼、保证健康的生活),或其他与学生相关的目标。将学生的目标表复印一份,在课程结束时交给他们。

四、结束指导会谈

● 祝贺学生成功完成 ACCESS 项目! 提醒学生他们在整个项目

中所取得的成就,并强调他们最大的进步。

- 如果需要,为学生提供祝贺证书或零食作为他们完成项目的奖励。

- 向学生提供所需的材料或文件(例如丢失的会谈讲义、目标表的复印件等)。

导师:"恭喜你完成了 ACCESS 项目! 你已经做了大量的工作,获得了很多现在和将来会用到的工具,成为了你自己的专家!"

学生:"我确实觉得我有继续接受教育所需的东西,而且对'成年'也不那么害怕了。可是没有你,我该怎么办呢?"

导师:"继续做你正在做的事。你已经很好地从学习和练习过渡到精通,而我则转变为支持你自己解决问题并对自己负责。你也已经成功地将其他人转变为你生活中的责任伙伴。当你前进的时候,要追求进步,而不是完美。要记住,在你继续朝着目标努力的过程中,会有起伏。当你遇到困难的时候,你可以拿出你的讲义作为提醒,使用你的资源列表来获得额外的支持。在过去的两个学期里,你们努力学习,在教学方法上做出了许多改变,使你们更加成功。你准备好了! 很高兴和你一起工作。恭喜你!"

第六节 小组强化会谈议程

1. 多动症知识

- 检查有关多动症的问题。

2. 行为策略

- 引导学生讨论最有帮助的策略。

- 引导学生规划本学期的策略运用。

- 帮助学生考虑潜在的障碍。

3. 适应性思维能力

- 检查学生使用适应性思维技能。
- 根据需要回顾和完善适应性思维技能。

4. 结束小组会谈

5. 讲义

- 强化 1.1 强化小组会谈的封面
- 强化 1.2 ACCESS 策略的综述
- 强化 1.3 适应性思维

第七节　小组强化会谈讲义

强化 1.1

ACCESS

建立校园联系,促进学生成功。

小组强化会谈讲义

- 强化 1.1 小组强化会谈的封面
- 强化 1.2 ACCESS 策略的综述
- 强化 1.3 适应性思维

强化1.2

ACCESS 策略的综述

- 利用校园资源。
- 使用计划表。
- 使用待办事项清单和优先排序技巧。
- 创建学习计划。
- 强化或奖励自己保持动力。
- 创建最佳学习空间
    ○ 限制社交和感官干扰。
- 利用注意力分散延迟来维持注意力。
- 管理拖延
    ○ 了解你拖延的原因,并使用适当的策略。
    ○ 感觉不知所措？把文件或项目分解成更小的步骤。
    ○ 无用的想法？使用适应性思维技巧。
- 在学术工作和家庭中使用组织策略
    ○ 有助于防止丢失东西。
    ○ 有助于防止分散注意力的杂乱。
- 保持健康
    ○ 吃得好、睡眠充足。
    ○ 经常锻炼、运用压力管理技巧。

强化 1.3

适应性思维

场景	自动思维	感觉或行为	替代想法	对替代想法的信任程度	新的感觉或行为

1. 不良适应性思维模式

- 非黑即白的思考模式:看待事物要"黑白分明"。

- 妄下结论:在几乎没有证据的情况下做出消极的解释

- 读心术:假设某人的反应是消极的。

- 预测未来:预期事件的负面结果。

- 过分概括:把单一的负面事件解读为广泛的事实。

- 小题大做:期待着极端和可怕的后果。

- "应该"表述:包含"应该"的语句通常反映了不切实际的期望。

- 心理过滤:纠结于一个更大情况下的消极细节。

- 否定积极因素:拒绝积极的体验,坚持认为它们"不算数"。

- 标签化:给自己或他人贴上广泛的负面标签(极端的泛化形式)。

- 个性化:将负面事件视为负面特征的证据;假设事情在某种程度上是"你的错"。

- 情绪推理:将负面情绪解读为证据:"我感觉到了,所以它一定是真的。"

2. 帮助你挑战自动思维的问题

- 有什么证据能证明自动思维是正确的?
  有什么证据能证明自动思维是错误的?

- 还有别的解释吗?

- 可能发生的最坏情况是什么？我能熬过去吗？

  最好的结果是什么？

  最现实的结果是什么？

- 相信自动思维的结果是什么？改变我的想法会有什么影响？

- 如果一个朋友在这种情况下有这样的想法，我会告诉他什么？

第八节　初始维护阶段指导议程

1. 回顾

2. 共同进行议程设置

3. 基于当前需求和目标的协同规划

4. 结束指导会谈

5. 讲义

- 1.1 维持指导封面
- 8.6 规划未来
- 1.10 目标设定表
- 8.7 ACCESS 内容摘要
- 3.7 挑战不良适应性思维——个人实践

第九节 初始维护阶段指导讲义

讲义 1.1

ACCESS

建立校园联系,促进学生成功。

初始维持阶段指导讲义

- 1.1 维持指导封面
- 8.6 规划未来
- 1.10 目标设定表
- 8.7 ACCESS 内容摘要
- 3.7 挑战不良适应性思维——个人实践

讲义 8.6

规划未来

想想你上个学期取得的进步。这可能包括特定的技能、成就，或者你表现出进步或进步的总体领域。

1. 列出 ACCESS 活动阶段的进展示例

(1)	
(2)	
(3)	
(4)	
(5)	

2. 列出一些帮助你取得进步的重要技能

(1)	
(2)	
(3)	
(4)	
(5)	

讲义 1. 10

目标设定表

目标和开始日期	目标日期	进展
1.		
2.		
3.		
4.		
5.		

讲义 8.7

ACCESS 内容摘要

1. 多动症知识

- 什么是多动症
  - 核心症状:注意力不集中、冲动、多动。
  - 在不同的情景中症状有所不同。
  - 行为抑制和执行功能缺陷。

- 什么引起多动症
  - 神经生物学的基础。
  - 遗传学。
  - 多巴胺。

- 多动症的评估
  - 多动症的标准。
  - 不同的多动症表现。
  - 多种测量。
  - 多种来源。

- 多动症如何影响大学表现
  - 自我调节需求增加。
  - 外部支持减少。

- 多动症情绪功能和不良适应性行为
  - 抑郁、焦虑、自卑。
  - 情绪调节问题;自杀意念。
  - 药物滥用风险增加;一些危险的行为。
  - 保护因素的重要性。

- 用于治疗多动症的药物
  - 兴奋剂和非兴奋剂药物。
  - 药物如何起作用?
  - 常见的副作用。

- 药物是治疗多动症的唯一方法吗
  ◦ CBT、DBT、正念。
  ◦ 多动症指导、校园资源。
- 多动症知识
  ◦ 为什么多动症知识很重要？
  ◦ 找到适合自己的工作。
  ◦ 资金管理。
  ◦ 人际关系。
  ◦ 教育子女。

2. 行为策略

- 使用校园资源。
- 使用计划表。
- 使用待办事项清单。
- 优先策略。
- 组织策略
  ◦ 管理时间。
  ◦ 管理课堂材料。
  ◦ 整洁有序的生活环境。
  ◦ 有计划的财务状况。
- 解决拖延症
  ◦ 知道原因。
  ◦ 任务分解。
  ◦ 奖励自己。
- 从课堂中获得最大收获
  ◦ 课程安排的策略。
  ◦ 上课认真听讲。
  ◦ 记笔记的技巧。
  ◦ 向教授寻求帮助。
- 参加考试
  ◦ 应试策略和技巧。

- 管理论文和长期项目
    - 分解并尽早开始。
- 健康的生活方式
    - 保持健康(健康饮食、充足睡眠、规律运动)。
    - 压力管理。
    - 有效地使用药物。
- 处理人际关系
    - 建立和维持友谊。
    - 团队合作。
    - 专业化。
- 目标设定
    - 制定和实现目标的策略。
- 保持进步。

3. 适应性思维

- 什么是适应性思维
    - 思维、感觉和行为。
    - 适应性思维的目标：现实和平衡的思维。
- 不良适应性思维的类型
    - 非黑即白的思维模式。
    - 妄下结论。
    - 读心术。
    - 预知未来。
    - 过分概括。
    - 小题大做。
    - "应该"表述。
    - 心理过滤。
    - 否定积极因素。
    - 标签化。
    - 个性化。
    - 情感推理。

- 挑战不良适应性思维——帮助挑战不良适应性思维的问题
  - 支持和反对这种想法的证据是什么？
  - 还有别的解释吗？
  - 可能发生的最坏情况是什么？我能熬过去吗？
  - 相信这个想法的效果是什么？改变我的思维有什么效果？
  - 如果朋友遇到了同样的情况我会怎么跟他说？
- 管理与多动症相关的想法以提高学业成绩
  - 我总是要等到最后一分钟才能把事情做好。
  - "我从来都不能把事情做好。"
- 用适应性思维应对情绪和不良适应性行为
  - "我永远不会好起来了。"
  - "每个人在大学都喝很多酒。"
- 用适应性思维坚持治疗
  - "我从来都完不成任何事情。"
  - "我一直都是这样——我无法改变。"
- 用适应性思维改善人际关系
  - "我永远跟不上朋友的步伐。"
  - "我没时间交朋友。"

讲义 3.7

挑战不良适应性思维——个人实践

场景	自动思维	情绪或行为	替代想法	对替代想法的信任程度	新的情绪或行为

1. 不良适应性思维的类型

- 非黑即白的思维模式。
- 妄下结论。
- 读心术。
- 预知未来。
- 过分概括。
- 小题大做。
- "应该"表述。
- 心理过滤。
- 否定积极因素。
- 标签化。
- 个性化。
- 情绪推理。

2. 帮助你挑战自动思维的问题

(1)有什么证据能证明自动思维是正确的？

有什么证据能证明自动思维是错误的?

(2)还有别的解释吗?

(3)可能发生的最坏情况是什么? 我能熬过去吗?

最好的结果是什么?

最现实的结果是什么?

(4)相信自动思维的结果是什么?

改变我的想法会有什么影响?

(5)如果一位朋友在这种情况下有这样的想法,我会告诉他什么?

第十节 中期维护阶段指导议程

1. 回顾

2. 共同进行议程设置

3. 基于当前需求和目标的协同规划

4. 结束指导会谈

第十一节 最终维护阶段指导议程

1. 回顾

2. 共同进行议程设置

3. 基于当前需求和目标的协同规划

4. 结束指导会谈